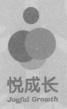

悦成长
Joyful Growth

相信阅读
享受成长

月子这样做 妈妈超省心

杨元京◎著

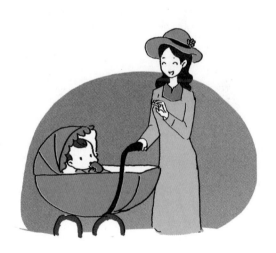

海峡出版发行集团
THE STRAITS PUBLISHING & DISTRIBUTING GROUP

鹭江出版社
LUJIANG PUBLISHING HOUSE

2016 年·厦门

图书在版编目（CIP）数据

月子这样做，妈妈超省心／杨元京著 . — 厦门：
鹭江出版社，2016.4

ISBN 978-7-5459-0876-3

Ⅰ.①月… Ⅱ.①杨… Ⅲ.①产褥期—妇幼保健—基本知识 ②新生儿—护理—基本知识 Ⅳ.① R714.6 ② R174

中国版本图书馆 CIP 数据核字（2015）第 009331 号

YUEZI ZHEYANGZUO MAMA CHAOSHENGXIN

月子这样做，妈妈超省心

杨元京　著

出版发行：海峡出版发行集团

鹭 江 出 版 社

地　　址	厦门市湖明路 22 号	邮政编码：361004
印　　刷	北京睿特印刷厂大兴一分厂	
地　　址	北京市大兴区星光工业开发区西红门福伟路四条十号	邮政编码：101109
开　　本	710mm×1000mm　1/16	
印　　张	16.25	
字　　数	197 千	
印　　次	2016 年 4 月第 1 版　　2016 年 4 月第 1 次印刷	
书　　号	ISBN 978-7-5459-0876-3	
定　　价	39.80 元	

如有发现印装质量问题请寄承印厂调换

产后平息家庭纷争，需要一本育儿"红宝书"

现在我的孩子已经 11 个月了，我照顾孩子逐渐娴熟，和家人的配合也渐渐默契，但 10 个月之前，全家人"马不停蹄"的慌乱似乎还在身边，当时那根紧张的弦好像还没松下来。尽管我是生活编辑，关于育儿知识还有所了解，但是孩子出生后，有很多问题我还是不知道如何处理，跟婆婆意见相左时，不能以权威地位将她说服。

很多人说，孩子降生的第一年，往往是最考验夫妻感情的一年，更是对新妈妈人生最严峻的考验。如果我的情况还好的话，我闺蜜就没那么走运了。"车到山前必有路"是她的做事风格，所以在生孩子之前，她并不着急收集育儿知识。当她生了孩子，公公婆婆和自己的爹娘全聚集到她家时，她才发现几乎针对任何一个问题，都会上演一场家庭大战。

为了快速下奶，闺蜜剖腹产后一能吃饭，婆婆就给她做了鲫鱼汤，而闺蜜的妈妈是北方人，她坚持认为坐月子应该只喝小米粥、吃鸡蛋；婆婆心疼孙子，怕孩子饿着，见妈妈下奶不多，就着急地要喂奶粉，而妈妈又觉得母乳喂养好；婆婆认为尿布好，妈妈认为尿不湿用着省事，但无论用尿布还是用尿不湿，孩子都一直红屁股……在产后的头几个月中，她一直处于困惑当中，因此跟婆婆感情不和，婆婆还一度闹着回家，不帮她看孩子了，为此她跟我哭诉了很多次。

怪不得有资料表明，产后第一年是离婚高发期。为了照顾新生儿，小小的家庭挤下爷爷奶奶、姥姥姥爷，一个问题有六个意见，难免会有碰撞。正如作者所言，这时候妈妈就要储备足够多的育儿知识，当在育儿问题上有意见分歧时，妈妈要成为绝对的仲裁者，快刀斩乱麻，将问题解决。

看到这本书稿，我已经休完产假开始上班了，已经度过了那段混乱期。当读完这本书稿，我真是要感叹一句"恨不相逢未产时"。可能是因为作者曾做过三十多年产妇和新生儿的护理工作，还因为一直担任培训月嫂的工作，所以才能把育儿和照顾产妇那么多纷繁的问题，提纲挈领地全都讲清楚。书中提到的几乎任何一个问题，都曾困惑过我。

本书从产房谈起，谈到生孩子的注意事项，解决了大多产妇担心的问题，比如侧切对之后生活的影响、催产素的安全等；接着本书就产妇护理和新生儿养育两大问题进行了详述。这两大块的内容，也几乎解答了困扰我多时的终极困惑。比如，不同体质的产妇护理无论是饮食还是运动，都应辩证对待；小儿总是红屁股，有时候其实不是因为没有用护臀霜，或者是尿布没消毒好，而是因为宝宝拉屎后，没有给他用婴儿皂清理干净，因为大便呈弱酸性，会侵蚀皮肤，所以只有用弱酸性的婴儿皂洗净并中和了弱酸之后，才能清洗干净。

有一句话叫"为母则刚"。妈妈们都能勇敢地生了孩子，就不怕养孩子承担更多。为了更好地照顾好新生儿和自己，也为了家庭稳固，新妈妈应该储备一定的育儿知识。这些知识不一定特别多，但一些育儿经常遇到的问题的解决办法一定要知道。其实，读一两本本书这样的将照顾产妇和育儿问题讲得系统而透彻的书就够了。

本书编者

2016 年 2 月

我提倡大家"主动"坐好月子

我的老师王先生讲过："女人孕育中有三个坎，一是孕前期，二是生产，三是哺乳。"生产好理解，过去医疗不发达，都说女人生孩子是"在鬼门关前走一遭"，可见生产本身是有不小的难度和一定的风险的。产后，即产后恢复，比较关键的是生完孩子后的头42天。现在已经或即将做奶奶、姥姥的朋友应该记得，过去我们生小孩国家规定自然分娩后的产假是42天。这是因为从胎盘娩出到全身器官（除乳房外）恢复或接近未孕状态需要6周（42天），这一期间也叫产褥期。自然就包括我们所说的坐月子，那是非常关键的前30天。为什么说这月子非常关键而且还不好坐呢？大家想想啊，一方面生完孩子，疲劳的身体需要修复，要好好吃饭好好睡觉，把丢掉的元气给补回来；另一方面，呱呱坠地的新生儿需要你更多的照料，即使有人协助，一天6～8回的喂奶是非你不可的。产奶需要休息，伤口恢复需要休息，可是，孩子夜里哭闹让你无法休息，夜里吃奶也让你无法休息，你刚困了，小家伙醒了，等你把他哄睡着了，自己瞪着眼睛干躺在床上数羊……

你是在用一个柔弱的身躯去养育另一个柔弱的身躯，这个场面想想都很不容易啊。哺乳也是，其时间之久，往往不亚于怀胎十月，而坐月子期间是妈妈和宝宝喂奶吃奶的磨合阶段，尤其对于新手妈妈，真的不知道怎么喂呢。所以，一问起很多妈妈月子坐得如何，他们常常给我的回答就是："我那个月子啊，简直兵荒马乱！"其实细细一问，很多都是四个或者六个大人加一个孩子。可为什么我们会那么大人力的投入，还是让很多妈妈觉得坐月子是件困难的事儿呢？

我总结下来觉得，一方面是上述客观存在的情况，另一方面往往跟妈妈们对于月子恢复、喂奶、新生儿护理知识技能准备不足有关。现在很多妇产医院会开设孕妇学校，这个很好，能够让孕妇们学习到孕期管理的有关知识，有些学校还会带孕妇们做分娩练习，所以，现在的孕妇在怀孕和分娩方面准备得都很充足。可是，很多人会以为孩子生下来就万事大吉了，殊不知这才是"万里长征第一步"呢。如果侥幸什么问题没遇到便好，但是据我所知，这是极少数，整体人群不超过10%。大部分都或多或少遇到过状况，比如，妈妈奶胀得像石头一样硬，甚至乳腺脓肿，必须开刀引流；孩子肚脐发炎，总是哭闹，不吃又不睡，严重时刻导致败血症；新生儿总是吐奶或者黄疸久久不退……当这些问题来临时，如果没有系统的知识和应对的技能的话，真的，除了焦虑好像别无其他办法。这也能够理解为什么常听妈妈们说自己多少有点"产后抑郁"的原因了吧？

可能因为做了三十年的产妇和新生儿护理工作，所以我觉得这些看似很困难的局面，只要把握要领都能够一一化解。产妇护理的核心抓住两点：乳房的护理和产伤的护理；新生儿的护理就更简单了，因为他每天要睡二十几个小时，只要你给他吃饱、穿衣薄厚适宜就基本就不会有什么事情了。

所以我提倡产妇应该好好坐月子，而且应该主动地坐月子。为什么说是"主动"呢？就是你不要把自己"交给"爸妈、月嫂、丈夫，你应该成为坐月子的主导者，他们是为你提供物质人力支持的。相当于你是这些知识技能的掌握者，你是指挥打仗的司令部，其他人在你倡导的原则下进行分工协作来完成你这个月子。那样的话，即使你躺在床上啥也没干，前方"敌人"的一举一动以及下一步要怎么做，都尽在你掌握啦！你可以试试看，这样的话，你是不是可以避免产后抑郁？是不是可以化解很多观念差异导致的家庭矛盾？即使家中请了月嫂，我建议必要的护理知识咱们还是要掌握，起码咱们可以知道月嫂做得对不对，是吧？记住哦，咱们是坐月子，不是"被坐月子"。

掌握主动坐好月子的窍门其实不多也不难，比如，月子里产妇吃点黑芝麻粉，可以预防便秘还能补气促进伤口愈合；乳头皲裂的妈妈可以在乳头上涂点花椒油，因为它既止痛又能促进伤口愈合；孩子便秘可以用棉签蘸油点按肛门；新生儿头大脖颈软，用"三点一线"的方式抱着最稳妥……

这就是我写这本书的初衷。我希望能够把我临床护理产妇和新生儿的经验分享给大家，其中有一些是我沿用了别人的方法，在过去这三十年我一直在用，并且觉得好用的；有一些是我自己在工作过程中摸索尝试觉得非常有效，于是总结了下来的；还有一些呢，就是大家普遍存在的认识误区、操作误区，我在书里写出来的目的也是希望妈妈们能够少走弯路。

我衷心祝愿新妈妈们在读完这本书后，能够一边充分享受初为人母的喜悦，一边有效地照顾好自己和宝宝，顺利、健康、平安地度过月子期！

2016 年 2 月

目 录
CONTENS

01 瓜熟蒂落，顺利分娩

有的人总说："孩子怎么生，医生说了算。"老实说，能不能顺利分娩，医生说了可真不算，得看胎儿的情况以及产妇自身的条件和意志。

Chapter1 ♥顺利分娩，恰到好处的如期而至

02 健康美丽新妈妈

坐月子是女人一生中改善体质最好的时机。怀孕、生产的过程中，我们女性的身体机能及体内脏腑功能的平衡都被打破了，同时身体又在自动地不断寻找新的平衡点，因此，月子期可以说是一个女人调理体质的最佳时期。

Chapter2 ♥滋补调理出一个乐活月子

03 成功母乳喂养

　　我的老师，王先生讲过："女人孕育中有三个坎，一个是孕前期，一个是生产，一个就是哺乳。"10 个妈妈中，就有 8 个人或多或少出现过哺乳的问题。确实，成功的母乳喂养可不仅仅是知识储备就可以实现的，它还需要妈妈有坚强的意志力，需要宝宝完美的配合，更需要家人全方位的支持。

04 遇见阳光般的明媚天使

　　当大家手忙脚乱地开始照顾新生儿时，家庭矛盾也开始蓄势待发了。因为关于孩子的任何一个问题，大家的意见好像都有分歧。奶奶觉得可以竖着抱，姥姥觉得必须横着抱；奶奶认为宝宝要包得严严实实的，姥姥觉得不能把孩子捂着……这时候，妈妈就要用科学的育儿知识武装自己，成为客观公正仲裁者，才能平息家庭纷争。

Chapter9 ♥ 0岁宝宝健康睡眠处方

Chapter10 ♥ 新生儿疾病，应防于未病之时

附 录 ♥家有特殊天使

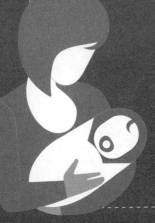

01

瓜熟蒂落，顺利分娩

　　有的人总说："孩子怎么生，医生说了算。"老实说，能不能顺利分娩，医生说了可真不算，得看胎儿的情况以及产妇自身的条件和意志。

chapter 1

顺利分娩，恰到好处的如期而至

1. 顺利分娩？医生说了可不算

我记忆中最凶险的分娩发生在二十多年前的一个午夜，当时正好轮到我值班。产妇个子很高，骨盆条件不错，胎儿也不大，我们和产妇都信心满满地要顺产。

开始还挺正常的，但当产妇宫口开全后一个小时，胎头下降得不好，检查却发现胎头很高，这是胎位异常的表现。

值班大夫立刻让我们把产妇送上产床做阴道检查。果然胎位不正，是枕后位。胎儿先露部位与母亲骨盆前后左右的关系，我们称之为胎位。最理想的胎位是枕前位，胎儿头部俯曲，后脑勺朝左前方或右前方，分娩时头部最先伸入骨盆。不属于枕前位的胎位我们称之为胎位不正。胎位不正有很多种，都可能导致难产。比如臀位，就是胎儿的臀部先出来，或者一只小脚丫子先出来，这样的情况顺产就不太容易；过去还有一种胎位叫横位，一个胳膊先出来。这样的情况如果没有剖腹产的技术是很凶险的，有时候大人小孩都保不住；枕后位也是胎儿头朝下，但后脑勺朝后。这样的胎位也能生，但是也容易发生难产。

因为宫口已经开全，但胎头较高，如果不进行干预是比较危险的。一种办法是医生通过阴道徒手旋转胎头，把枕后位纠正成枕前位。就是医生整个一只手伸进产妇的阴道，抓住胎儿头部，通过外力旋转，把胎儿朝后的后脑勺转到前面来。

这个是有风险的。一是可能会撕裂会阴、阴道和宫颈；还可能会导致脐带脱垂，这个更危险。这个时候胎头和骨盆之间几乎没有缝隙了，医生必须利用宫缩间隙先将胎头向上推并趁机抓住胎头，然后配合产妇的宫缩进行旋转。但是，当胎头向上推的当口，骨盆和胎头间会形成空隙，脐带有可能从中滑脱出来，造成脐带脱垂。而一旦发生脐带脱垂，胎儿势必危在旦夕。

那么能不能转剖宫产呢？风险也不小。跟子宫口完全没开的择期剖宫产不同，这时候胎膜已经破了，胎头也过于靠下。而且因为隔绝胎儿与外界的胎膜已破，这时进行剖宫产，就容易导致宫内感染。所以这样的手术对医生要求非常高。

这时候胎心一下子从 140 次 / 分钟降到了 90 次 / 分钟，这表明胎儿在宫内已经严重缺氧了，没有时间再考虑了。我们的值班大夫是一个有着十几年经验的老大夫，所谓"艺高人胆大"，她趁着产妇宫缩间隙推了一下胎头，顺利地将胎头旋转了过来。胎儿似乎也感知到了这些，胎心又上来了，130 次 / 分钟。胎位纠正过来后产程一下子加快了，两次宫缩后产妇终于生下了一个六斤八两的儿子。

有的人总说："孩子怎么生，医生说了算。"老实说，能不能顺利分娩，医

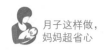
生说了可真不算，得看胎儿的情况以及产妇自身的条件和意志。判断产妇能否顺产，第一是看胎位。就如前面讲到的案例，胎位对分娩的影响真是非常巨大。

第二个条件是头盆相称，就是胎儿的头部和妈妈的骨盆直径大小要相称。我们说产道有两个，一个是软产道，那都是软组织；还有一个硬的，叫骨产道，指的就是骨盆。如果胎儿的头比母亲的骨盆大，那孩子就没办法从产道出生，只能剖官产了。

我是剖腹产的，虽然我个子不小但是我的骨盆内径刚刚接近正常值，不是很宽敞，当时医生预估孩子有 7 斤左右，比较大，自己生还是比较危险的。我自己是做妇产科的，清楚自己的条件，就决定剖腹产了。后来孩子剖出来六斤八两，医生估得还是比较准的。

顺产的第三个条件要看孩子在子宫内的情况。在生产的过程中，我们会观察产程，如果孩子在里面缺氧，医学上将这种情况称为胎儿宫内窘迫。在这种情况下，我们就会喊来家属商量："要不要考虑一下，是不是我们尽快结束产程，进行剖官产，尽快把孩子拿出来？"

最后要看产妇自己的情况。这就是产力，看宫缩的力量够不够，如果产力不够，这时就有可能需要人工干预，适量的静脉点滴催产素。如果这一措施仍不起作用的话，就会考虑剖腹产，也就是准妈妈们都希望避免的顺转剖。

就我在产科的多年工作经验来看，顺转剖有些就发生在焦虑紧张的产妇身上。因为焦虑紧张，对疼痛也更加敏感，大脑皮层神经中枢发放指令就可能紊乱。所以进入产程后，准妈妈最好放松心情，保存产力，等待最后的那一刻使劲儿。我一直觉得生孩子它不是一项纯体力活，思想也要跟上。

我见过一个产妇，推进产房的时候宫口刚刚开了两指多，她没有像其他产妇那样疼得直叫唤，只是偶尔闷哼一声。两个多小时后突然叫起来："我要大便！"我一检查，宫口都开全了，赶紧让她上产床，很快就生了一个六斤半的男孩。生完她告诉我们，其实也很疼，只是忙于观察我们教产床上的产妇如何使劲，就没顾上叫唤。还有一个产妇，她的办法可以称为"精神胜利法"了。她是因为孩子太淡定，过预产期太久来催产的。进产房后就立刻跟我说："一会儿我知道会很疼，如果我疼得开始说胡话了，您一定不要理我，您还可以骂我，要让我保持清醒。我知道有的被疼痛折磨得不行的准妈妈最后坚持不了一个劲吼着要剖的，到时候您一定要提醒我哦！"她是打定了主意要顺产。宫缩间隙还跟我们有一搭没一搭地聊天。三个小时后，宫口十指开全，安排她上产床，她还自己念叨着："坚持了这么久，成败就在这一刻了，宝宝，我们一起加油吧！"她的精神胜利法还是很管用的，很快就顺利生下了孩子。

我刚刚还接到电话，我一位朋友的女儿顺产生下了自己的宝宝。她是因为破水被120送到医院急诊的。

破水了就要去医院，特别是产前检查中头高浮未定的情况，对孩子来讲很危险，有可能发生脐带脱垂。去医院的途中，孕妇要采取头低臀高位。

我朋友的女儿在待产室里才渐渐有了阵痛，三个小时后疼痛到达高峰，用她的话说"呼吸法镇痛"都不管用了。我以前告诉过她，不管怎么疼，都不要大喊大叫，不要使劲抓东西，试图去对抗疼痛，而应该顺应疼痛，想办法把注意力集中在其他地方。她听了我的话，一直都在默默地计算时间，最多轻声呻吟一下。等到医生内检宫颈终于开全了，就上了产床。因为有了之前的心理和体力的准备，第二产程她也比较顺利。我们之前就演练过，每次宫缩的时候要憋气向肛门的地方使长劲，每次宫缩使两次长劲，每次数到20，中间快速换一次气。她是初

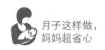
产妇，也只用了一个小时就结束了第二产程。经过这么多年的工作，我总结出一个道理，能顺利怀孕的女性大多都能顺利地把孩子生下来，而我们的工作大部分是进行情绪抚慰，必要的时候进行一些医疗干预。但是，如果产妇自己对能否顺产都抱持怀疑的态度，充满忧虑，那结果就难说了。我记得有一个产妇，身体条件特别好，相对胎儿的大小骨盆很宽敞，胎位也非常好，但她就是担心。一进产房她就说："我平时运动量不大，会不会产力跟不上，生到一半拉去剖啊？""我有同事胎盘粘连大出血，我会不会也那样啊？""我家孩子会不会宫内缺氧窘迫啊，听说那会影响智力的啊……"看她那么多问题，交班的时候我就小声地嘱咐同事，"这个产妇可能没法自己生"。果然，她顺转剖了。

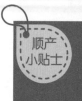

顺产
小贴士

产妇生产时意志应坚定，避免焦虑，因为焦虑容易导致顺转剖，焦虑紧张使身体对疼痛会更加敏感，大脑皮层神经中枢发放指令就可能紊乱。

2. "顺产也要挨一刀"，会阴侧切术在残害产妇？

很多产妇不理解会阴侧切的必要性。最近网上流传的一篇网文甚至这样说："所谓侧切就是顺产的产妇生孩子头快露时，医生把外阴用剪子剪开，把孩子强行取出。""100个顺产的初产妇中约有99个会被侧切。"所谓侧切，是一种会阴切开术。其实会阴侧切术我们不是用刀切的，的确是用剪子剪开的。会阴是指阴道到肛门之间长约2～3厘米的软组织。在分娩过程中，由于阴道口相对较紧，影响胎儿顺利娩出，需要做会阴切开手术，扩大婴儿出生的通道。

网上的那篇文章还这样质疑侧切术："咱们妈妈以及之前的很多代人，都是自然顺产的，哪有什么侧切、剖腹产啊，不也是好好的！"确实，以前的妇女大多能自然分娩。但我们不能不考虑时代差异啊。想想以前的营养条件，那多差啊，孩子大多四五斤，七斤的都少见；而现在呢，动不动就是七斤八斤的胎儿。在没有计划生育以前，每个妇女都会生两三个孩子，现在不同了，绝大多数是初产妇。这初产妇生孩子自然更困难。

还有一点是产力的区别。以前的产妇大部分是劳动妇女，是自己扛煤气罐扛大米回家的；现在不同了，八成以上的产妇都是坐办公室的白领，平时就缺乏锻炼，运动量偏少。劳动妇女平时锻炼多，生孩子的时候，需要肚子用力的时候腹肌能顶上，该屁股用力的时候肛提肌也能顶上，肚子一疼，几个小时孩子自然就生下来了。而现在的女孩除了主动健身的，哪里有什么机会锻炼盆底肌？长得倒是高高大大的，可生孩子时，孩子脑袋眼看要出来了，妈妈就是无力可使。我曾遇到好几次，孩子胎心都掉到 100 次、110 次 / 分钟了，眼看着就要出来了，就差一点点，妈妈却在那嚷嚷着不生了。怎么办？我们必须采取措施，不然可能危及胎儿生命。而最简便的措施就是会阴侧切。

另外，我们大家每个人的发育状况都是不一样的。有的人高有的人矮，有的人胖有的人瘦。我们的会阴也一样，有的人会阴发育比较好，皱褶比较多，有撑大的余地；有的人发育不太好，黏膜没什么褶皱，我们称这种为"幼稚的会阴"，像小孩似的，没有什么弹性。这样的情况下，要生出那么大的一个胎儿，就容易撕破会阴。

重要的一点，现在的人生孩子比较晚，二十七八岁或者三十多岁才生，这

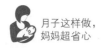
时候会阴的弹性没有那么好了。我曾经为一个二十岁的产妇接过生。接生之前我们就估计了这个孩子有八斤，很大。但我在接生前考虑尽最大努力不给她做侧切，因为她是一个没结婚的女孩子，如果给她做侧切，将来很可能会影响她的婚姻幸福。这个女孩是因为不小心怀孕的，孩子大了没办法流产才生下的。所以我只简单地给她把处女膜剪开了一些小口。幸好她年轻，体力好，会阴发育好，弹性也特别好。费了很长时间，吃了很多的苦，最后也顺利分娩。生后一称，八斤二两。生之前她就说了："阿姨，我不要这个孩子的，生了之后我送人的。"但生下来后她又说："这么可爱，我有点舍不得了。"在妇产科工作的，这些事情我看了很多，女孩子真的要学会保护自己。

所以，我们做不做会阴侧切术，是根据产妇的具体情况来的：一是会阴的发育状况；二是年龄大小。二十七八岁、三十多岁的人不能跟二十岁左右的人比，我们知道二十五岁以后，皮肤的弹性就降低了。

有人又说了，"为什么要做侧切呢，让它自己破好了。"我们知道，撕开的布，它的边缘是不整齐的，剪开的就不一样，边缘齐整。如果我们不给她做侧切，就会导致一是不好缝合，二是伤口不好长；我们给她做一个侧切，胎儿可以顺利出来，伤口很整齐，好缝合也好愈合。

做侧切更是为了避免危险情况的发生。会阴离肛门很近，在生理解剖上，我们把会阴部位按照钟表盘的指针，会阴上部叫 12 点位置，下面是 6 点位置，左右两边一个是 3 点位置一个是 9 点位置。上面 12 点位置是不容易破的，胎儿压迫的都是 6 点位置，所以孩子要生了会有便意。要破就会从下面破，从 6 点位置破。从 6 点位置破就很危险了，会破到肛门。肛门是有括约肌的，来管着人的大便。一旦括约肌撕断，就大便失禁了。过去有很多老年人就是因为生孩子导致大便失禁的。如果我们在接生的时候，产妇肛门括约肌断裂，这就算是医疗事故了。当然我们可以缝上，但还是会给病人造成很大的痛苦，不但解大便时会很疼，还需要吃一段时间的流食，使产妇的康复受到很大影响。并且，缝合肛门括约肌，要有非常高超的技术。我们那时候有一个主任，她是处理这种情况的高手。但我们不能出这样的状况，给病人造成这么大的痛苦。

当然，如果我们看到产妇的会阴条件比较好，又没有其他的特殊情况，我们也不愿给产妇做侧切，稍破一点缝几针，产妇少受痛苦，这样是最好的。

其实在国外，会阴侧切术也是很常用的。世界卫生组织就对会阴切开术适用情况发布过指南：经产道生产的情况复杂，包括臀先露、足先露的难产，产道原有疤痕（会降低产道的韧性，更容易撕裂），出现胎儿窘迫的情况（包括在母体内因为缺氧导致的一系列症状），可能会导致严重的撕裂伤，也应进行会阴切开。而且，现在国内医院对会阴侧切也更谨慎了。前几天上海市第一妇婴保健院院长就发布了 2014 年 8 月份他们的侧切数据，在 2209 例分娩中，会阴侧切率仅 31%。

顺产
小贴士

侧切的伤口比较整齐，恢复起来比较容易，比撕裂的伤口恢复得要容易些。

3. 剖腹产，不是你想剖医院就给剖

一提到生孩子，就有人会问："你是要剖腹产还是要自己生？"好像这个可

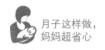
以让产妇自己选似的。其实不是这样的。首先剖腹产是一种手术，它不是和顺产对等的分娩方式。而且，医院也不会随便为产妇行剖腹产手术，我们做剖腹产手术是有指征的。

现在大家越来越强调自然分娩的好处。当然，我们在接生的时候，自然分娩确实是第一选择。一是剖腹产对产妇的伤害比较大，不容易恢复。尤其是准备要二胎的，剖腹产后，如果上一次剖腹产的子宫切口愈合不良，如子宫切口厚薄不匀，切口疤痕处过薄，有子宫切口硬裂或破裂，或者第一次手术切口为子宫纵切口，子宫切口有严重裂伤进行修补手术等情况的，就还得剖。

二是对孩子来说自然分娩也是有利的。首先，子宫的规律收缩会迫使胎儿胸腔同时收缩，让胎儿的心肺功能得到锻炼。同时，经过产道的压迫，胎儿气道液体会被迫挤出，为他出生后自主呼吸创造很好的条件。

但是，如果产妇的情况符合剖腹产指征，医生让剖的那咱还是应该剖，别一味觉得剖腹产不好就将自己和孩子置于危险之中。我们老一辈人常说"男人车前马后，女人产前产后"，生孩子毕竟还是有一定风险的。

剖腹产是有适应症的，比如臀位。臀位进行自然分娩是很难的，几十年的工作中我也接生过臀位的。如果孩子小还好，否则大人和孩子都很危险。我们大人肩是最宽的，但胎儿不一样，胎儿的头是他全身最大的径值，如果他的头出来了，那整个身体都能出来。但要是孩子的头最后出来的话，那就不一定了。在过去，如果胎儿是臀位，很多情况胎儿都是吊死的，身子出来了，头卡在母亲盆骨那里出不来，就吊死了。过去在家里接生的，如果遇到这种情况那是相当危险的。但现在就很少出现这种情况，因为之前就把这些情况考虑在内了，如果孩子是臀位又比较大，就可以剖腹产，没必要冒那个险。

再比如孩子在宫内窘迫了，胎心很微弱，那我们不给他弄出来，就会胎死腹中了。怀胎十个月，这样的结果对孕妇，对家人的打击都太大了。

体力劳动者的肢体活动都比较自如，体力也更好。我们说顺产需要看妈妈的情况，就是看妈妈两个方面的情况：一个是产道的情况，软产道和骨产道；另一个就是产力的情况，包括体力。有的人就是没有力气。我妈妈生下我后就没有力气了，子宫收缩也无力，所以才会产后大出血。所以现在城市里剖腹产多也跟城市女性的职业特点有关。当然，有的人虽然是办公室白领，但她一向体力好，那她将来生孩子肯定也更容易。这个我说的只是一般情况，不是绝对的。难产，包括剖腹产、上铲钳的情况，很多时候是最后那一刻产妇产力不够，没有力气了，生不出来。产程是有一定时间的，这时候就得采取措施，结束产程。

剖腹产虽然是一个手术，但如果形势所需，也不需要特别担心。手术过程是非常安全的。前几天我还有一个亲戚突然提前剖的。当时是她39周的产检，两次胎心监护没过，疑似胎儿窘迫，开了急诊住院。第二天一早做检查，胎心正常了，但是孕妇的胆酸检查严重超标。孕晚期胆酸高很可能就是胆汁淤积，由它引起的最大风险就是胎儿慢性缺氧，严重的甚至胎死宫内。所以一旦确诊，只要胎肺成熟，医生就会建议终止妊娠。加上她有糖尿病，B超显示羊水也有些混浊，为了安全起见，医生建议立刻把孩子剖出来。

于是，医生就按部就班地给她插尿管，打麻药，剖出孩子。当然，之后的恢复会比顺产的产妇慢一些，毕竟有伤口。这个产妇第一天下床的时候，我看她眼泪都出来了，这是痛的。她术后恢复得不错，第五天开始可以自己行走自如了，到了十二天的时候告诉我，除了有点拉扯感几乎不痛了。也没有影响母乳喂养，最近已经能全母乳了。我国第一例有记录的剖腹产手术发生在1892年，这么多

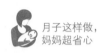

年很多产妇和孩子受益于这项技术。就这么多年的数据看，剖的孩子与自然分娩的孩子并没有多大区别。当然，现在也有的年轻人自己不愿意生，怕痛啊。其实，人人都怕疼，生孩子说不疼是不可能的。关键是我们用什么样的心态来面对这种疼痛——比如，你可以想想很快能有一个白白嫩嫩的宝宝了，这样也许所有的疼痛和付出很快就能忘记了。所有产妇应该坚持的是，只要对自己和孩子都是有利的，就勇敢面对。我接触过的所有顺产妈妈，对能够顺产生出宝宝这件事，都会由衷地有一种自豪感和成就感。

现在对自然分娩的宣传还是非常有效果的。我身边很多的年轻女性都表示自己以后要尽量顺产。而且，像北京、上海等地的大医院，据我知道的情况，对剖腹产数据的控制是非常严格的。只要产妇条件可以，医生都会尽量保证产妇自然分娩。

顺产
小贴士

妈妈们不用担心，就这么多年的数据看，剖的孩子与自然分娩的孩子并没有多大区别。

4. 漫长的等待可以让催产素帮帮忙

有的宝宝是急性子，37 周刚过就急煎煎从妈妈肚子里出来了；有的宝宝却是慢性子，预产期都过去了还一点发动的迹象都没有。这时候，我们可能就需要催一催他了。医学上所谓的足月是孕 37 ~ 42 周，这时候的分娩也就是我们俗话说的"瓜熟蒂落"。绝大多数分娩都会在预产期前后发动，在预产期前 3 周和预产期后 2 周之内出生的婴儿都是足月儿。如果超过预产期 1 周还没有发动宫缩，又没有顺产禁忌症的孕妇，可以入院进行引产催生。人为干预实施引产催生，我们通常会安排在孕 41 周至 41 周 +3 天之间进行，成功率比较高，孕妇承担的风险也比较少。

通常我们催产的办法是给产妇静脉点滴催产素，催产素也就是缩宫素。"催产素"顾名思义，就是催促分娩加快分娩的药物。它本来是人脑下垂体分泌的一种激素，可以直接作用于子宫肌层，让子宫收缩；同时，还可以间接促进前列腺素和花生四烯酸的释放，来加强子宫收缩。当产妇分娩的时候，足月的胎儿组织会产生催产素，母亲自身也开始分泌催产素，两者作用于子宫，使子宫强烈收缩，分娩也就开始了。

用催产素来干预分娩时间和分娩进程还是比较安全的。早在 1927 年临床实践中就使用了天然催产素来引产。1953 年第一次人工合成，之后，临产上的使用就非常广泛了。我们现在用的都是人工合成的催产素，也叫"缩宫素"。有的孕妇因为觉得怀孕辛苦，就跑到医院要求催生，这样的要求医院肯定不会同意。虽然我们把 37 ~ 42 周出生的胎儿都称为足月新生儿，但实际上就胎儿发育而言，胎肺、大脑等重要器官的生长发育会一直持续到 39 周，39 周后分娩的新生儿入住重症监护室、需要额外医疗干预的概率明显下降。而且静脉点滴催产素毕竟是使用药物人为地干预了分娩时间，是可能引起相关并发症的，所以使用它是需要医学指征的：出现超过预产期、孕妇或胎儿状况不宜继续等待的情况，如没到预产期，但妈妈没有办法给胎儿供应足够的营养了，这样胎儿就会生长受限；或者妈妈患有妊高症，这样就必须尽早结束妊娠，否则妈妈的生命会受到影响。总之，就是出现威胁母儿安全的情况了，否则无论是催产还是剖腹产，

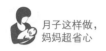
医院都会安排在孕 39 周后实施。

有一个孕妇，她在 38 周 +3 天时产检彩超显示胎盘 3 度，羊水正常，胎心监护胎儿反应也很好。这个时候她主观上想催产，我们是不会给她催的。为什么？胎心监护和羊水量正常，说明胎盘工作状态良好，没有其他指征，肯定没必要引产。

孕 38 周以后，医生在做围产记录时就不再以周为单位了。比如 38 周过一天，就记录为"38 周$^{+1}$"，过两天就记录为"38 周$^{+2}$"，过三天就记录为"38 周$^{+3}$"，过四天就记录为"38 周$^{+4}$"或"39 周$^{-3}$"。在这段时间里，我们会密切关注母亲和胎儿的情况，一旦情况有异，我们会立刻让产妇住院观察。因为有的产妇的月经周期不太规律，按照末次月经计算的预产期也就不会太精准，有的月经周期长的，妊娠超过 40 周甚至更长时间了，可胎儿实际还在子宫里好好长着呢。所以需不需要催产，什么时候催产，我们需要结合胎儿发育、胎盘、羊水等综合因素来考虑。

但我们不会让胎儿在母亲体内待到 42 周，因为 42 周后胎盘老化，会出现钙化点，孩子在里面不但营养不够，氧气也不够了。我工作很早，在 1979 年和 1980 年的时候就见过妊娠超过 42 周的孩子，小指甲可长了，头发也特别长，各方面都更成熟，但因为胎盘很快会老化，营养就可能不够。另外，上不上催产素，并不能决定是否顺产。催产素的作用是促进子宫收缩，而顺产则要看胎儿的下降情况以及母体的情况，包括产道扩张、产力和精神状态等情况，是各种因素综合协调的结果。

分娩过程中，即便用了催产素，分娩时该经历的疼痛还得经历。在疼痛程度上，跟自然临产一样，并不会增加。因为不管催产素催产还是自然临产，都会发动宫缩，宫颈口都会变大。只要是标准宫缩，疼痛的程度自然不会有明显的差异。

而且，上了催产素也不是说就一定会带来宫缩，分娩就会开始。有的人怎么用药都不起作用，如果在使用了催产素 8 ~ 12 小时后分娩还是没有进展，医生会停止催产，过段时间再尝试一下。如果还是不行，就只能通过剖宫产来解决了。

顺产
小贴士

我们一般不会让胎儿在母亲体内待到 42 周，因为 42 周后胎盘老化，会出现钙化点，孩子在里面不但营养不够，氧气也不够了。

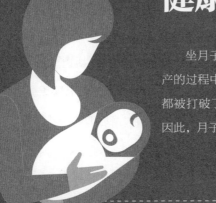

02

健康美丽新妈妈

　　坐月子是女人一生中改善体质最好的时机。怀孕、生产的过程中，我们女性的身体机能及体内脏腑功能的平衡都被打破了，同时身体又在自动地不断寻找新的平衡点，因此，月子期可以说是一个女人调理体质的最佳时期。

chapter 2

滋补调理出一个乐活月子

1. 月子要坐，但要科学地坐

大家都知道，只有我们东方几个国家的人坐月子，为什么呢？不坐月子行吗？人家欧美人怎么就可以不坐月子？

我认为我们坐月子有坐月子的道理，坐月子还是必要的，不但要坐满 30 天，在产后的 42 天之内对产妇来说都是非常重要的。因为从胎盘娩出到全身器官（除乳房外）恢复或接近未孕状态需要 42 天（6 周）。在医学上这一阶段叫产褥期。产后首先是外阴会水肿，当然这个恢复快，2 ~ 3 天就能消退了。接着恢复的是阴道，它会渐渐缩小，肌张力慢慢恢复，产后 3 周重新出现黏膜皱襞。最重要的当然是子宫的恢复，我们称之为子宫复旧，它需要 6 周的时间才能恢复成孕前大小，并自我修复重新长出子宫内膜。

同时，产妇分娩时出血多，加上出汗、腰酸、腹痛，非常耗损体力，所以产后气血、筋骨都很虚弱，这时候很容易受到风寒的侵袭，需要一段时间的调补。坐月子的目的就是让产妇在这段时期内做适度的休养与锻炼，进行恰当的食补与食疗，使气血也能恢复，甚至比以前更好。

坐月子是女人一生中改善体质最好的时机。怀孕、生产的过程中，我们女性的身体机能及体内脏腑功能的平衡都被打破了，同时身体又在自动地不断寻找新的平衡点，因此，月子期可以说是一个女人调理体质的最佳时期。如果产妇的月子坐得好，让身体寻找到一个新的更高的平衡点，产妇就有可能比怀孕前更健康、更美丽。恰如其分地引导和科学地管理整个产后恢复的进程，是产后恢复的关键。因此，产妇要坐月子，但我们不能迷信所谓的"传统"。我知道许多地方坐月子有非常多的条条框框，比如有的人说月子里只能吃小米粥和鸡蛋。

我在多伦多的时候曾经见过一个这样的例子。这个产妇家里生活条件特别好，住的是三个车位的大房子。本来产妇的妈妈要过去照顾她月子的，但签证没下来，所以她妈妈就在国内遥控。每天让产妇吃什么呢？只让吃小米粥、煮鸡蛋，坚决不让她吃别的。这产妇被折磨得不行了，就辗转找到我了，问我能吃什么不能吃什么。

这产妇长得还挺高大的，天天吃七八个煮鸡蛋，喝好几顿小米粥。她跟我诉苦："杨阿姨，现在一听'小米''鸡蛋'这两个词我就想吐。"我告诉她："什么都能吃，鸡鸭鱼肉，水果蔬菜，都能吃。"

以前家里穷，鸡蛋是好东西，所以给产妇吃的最好的东西就是鸡蛋。但现在条件好了，为什么不给产妇吃更有营养的东西？再说，我们一天只能消化吸收两个鸡蛋的营养，吃那么多也消化不了呀。没有营养，产妇刚生完孩子耗费那么大的体力，如何恢复，怎么下奶？

我们说月子里不能吃生冷的东西，但并不是不让吃蔬菜和水果。比如苹果和香蕉，月子里都能吃。热一碗牛奶，室温下的苹果切成薄片放在牛奶里，就

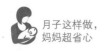
不会冷了。香蕉也可以这样吃。

我还碰上过一家，月子里不让产妇吃盐的。这家人跟我们住一个大院，是我先生的亲戚。他家儿子跟我儿子差不多大，生他儿子的时候，我还给他们做过月子指导。去年他们的小孙子也出生了，当时儿媳妇是在娘家坐的月子，她妈妈就不给她吃盐。到婆婆家了，还嘱咐不让吃盐。这婆婆跟我说："我亲家不让媳妇吃盐，喝什么汤都不让放盐，看着我儿媳妇我都心疼。"我就告诉她必须得加盐，月子里就应该吃盐，而且必须吃，但不能多。为什么？我们大家都知道，人体是不能缺少盐的，缺盐身体会无力。而且产妇产后容易出汗，出汗多就会大量丢失钠。她儿媳妇出的汗更多，如果我们不给她吃盐，她就会浑身无力，倒落下病了。

过去我们坐月子，没听说不让吃一粒盐的。当然盐太多是不行，所有人的饮食都不能太咸，因为吃过咸的食物容易得高血压什么的，但并非一点都不吃盐啊！矫枉过正不行。

此外，还有各种各样的"传统"：月子里要捂，不能出门，不能下地，不能开窗，不能见阳光，不能沾水，不能刷牙，不能洗澡，不能洗头，不能用吹风机，不能吃蔬菜，不能吃水果，不能抱宝宝，不能给宝宝洗澡，不能看电视，不能用电脑，不能用手机，不能看书，不能做针线活……想象一下，这样坐月子岂不是让产妇变成24小时躺在床上的"废人"了吗？！

产妇的生理状态确实不同于普通人，有一定的特殊性，但对待产妇，我们只要掌握一些大原则就可以了。

一是慎寒凉：室内温度保持在24℃～26℃，湿度保持在50%～60%，穿长袖、长裤、袜子，包脚跟的鞋，避免着凉、感冒，避免关节受到风、寒、湿的入侵，但是不用"捂"。以前我们医院经常有郊区县的产妇大夏天被裹得严严实实地拉去急诊，就是捂得中暑了。

二是适劳逸：产后初始，产妇觉得虚弱、头晕、乏力时，可以多卧床休息，但必须起床，只是时间不要长，不要超过半小时。等到体力逐渐恢复了，可以把时间再稍微拉长些，可以保持 1 ~ 2 小时。不要长时间站着或坐着，这样容易导致腰酸、背痛、腿酸、膝踝关节疼痛。产妇适当活动，经常下地走一走，能促进肠胃蠕动，促进排气、排便和恶露的排出。更重要的是产妇产后处于高凝状态，绝不能躺在床上一动不动，否则有可能导致下肢深静脉血栓、肺栓塞。

三是重清洁：头发、身体要经常洗，以保持清洁，避免因为细菌感染而发炎。有的地方说月子里刷牙、洗头、洗澡一定要用烧开的熟水，都不让产妇用热水器的水洗澡，说对身体不好。其实没必要。月子里产妇出汗多，只要伤口愈合就可以淋浴了。没有必要用熟水，热水器的水就可以了。至于刷牙，可以用温开水，先把牙刷泡软，跟普通人一样，每天早晚各一次。

四是调饮食：坐月子的饮食还是以温补为主，不要吃寒凉的水果蔬菜，不要吃辛辣的食物。有的人听说产后不能吃寒凉的东西，于是连水果都煮过再让产妇吃。这也是欠妥当的。产后产妇脾胃虚弱，不能吃寒凉的食物，所以不能直接从冰箱里拿水果出来吃，要放一放，吃常温的。水果中有很多水溶性维生素，水煮后就会流失掉。

至于手机、电脑，只要掌握好度，每次不超过半小时，并能科学用眼，都是可以玩的。总之，坐月子可千万别把自己装进"死规矩"里了，注意休息和营养就可以了，该吃吃该喝喝该睡睡，该活动就活动。

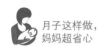
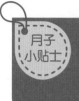

怀孕、生产的过程中，我们女性的身体机能及体内脏腑功能的平衡都被打破了，同时身体又在自动地不断寻找新的平衡点，因此，月子期可以说是一个女人调理体质的最佳时期。

2. 在家也可以做出营养瘦身月子餐

现在大家的健康观念有了很大的改观，尤其是年轻的产妇，不但要求月子里顺利实现母乳喂养，也希望能重塑身材，恢复孕前的婀娜与苗条。所以，一些爱美的女性对月子餐要求特别高。最近就经常有人问我需不需去月子中心坐月子，或者要不要专门订月子餐。关于这个问题，我觉得还得看个人情况。如果经济条件许可，去月子中心或者订月子餐都是可以的；如果手头比较紧，咱们只要掌握一些基本的原则，在家做饭也能保证月子期间营养摄入的科学合理。

从营养学的角度来说，产后新妈妈每天大约需要 2700 ～ 2800 千卡热量，因此产妇的饮食量大致可以比怀孕前增加 30% 左右。无论产妇产后怎样忙，也要按时吃饭，粗细粮均衡搭配，菜谱的制订也需要考虑营养的均衡，要荤素搭配、菜品多样化，产妇也尽量不挑食、不偏食。

产后 1 ～ 2 天，产妇消化能力还比较弱，可以多吃一些容易消化不油腻的食物。有些地方有产后喝小米粥的传统，这时候就可以喝了。产后 3 ～ 4 天，不要急于喝太多的汤汤水水，乳腺管可能还没有完全疏通呢，这样可以避免乳房乳汁过度淤胀。产后 1 周，产妇胃口正常后，可以吃鱼、蛋、禽等，但最好都做成汤类。

产后第一周，我们的主要目的是让产妇活血化瘀、促进恶露排出、恢复气血、恢复肠胃功能、恢复伤口。所以，在这段时间，产妇需要禁食生冷的食物，包括冰凉的食物和性质寒凉的食物，比如白萝卜、咸菜、白菜、生菜、茄子、苦瓜、黄瓜、梅干菜、味噌汤、啤酒以及果汁和各种茶类等。

产后第二周开始，我们的重点是给产妇补中益气、补充气血。这时候产妇可吃少量蔬菜和水果，但须选择性质比较温和的蔬菜和水果，并尽量以红色蔬菜为主，比如胡萝卜、西红柿、红菜苔等，水果以苹果、桃子、樱桃为宜。注意，产后所有的食物及饮料都要吃温热的，不能冷吃（水果除外）。

第三周和第四周，饮食的调理目的是补肾固要、滋养进补。其中第三周以补气健脾为主，第四周以补肾强筋壮骨为主。但我们需要切记，产妇无须"大补"，只要饮食合理、平衡、营养丰富就可以了。

每个人的体质不同，对营养的需求也不完全相同，适当地喝汤进补是可以的，但不适当或过量地进补反而对身体不利。我们需要综合考量个人体质和产后四周生理阶段特点，制定个人的产后恢复调理方案。

比如产后在服用生化汤的基础上，出现产后恶露排出不畅、下腹隐痛的人，可以用益母草煲汤。如果没有这类情况，就不宜喝生化汤，以免出现产后出血增加或便秘的情况。有的人家中有进补的习惯，就会将桂圆、黄芪、党参、当归等补血补气的中药煲汤给产妇喝，这也是可以的。但最好等产妇恶露排出后或等恶露颜色不再鲜红时再补，否则会有产后出血增多的可能。桂圆中含有抑制子宫收缩的物质，不利于产后子宫的收缩恢复，不利于瘀血排出。

有些补品，比如人参、鹿茸，给产妇进补尤其要慎重。人参、鹿茸这类药要在医生的指导下才能吃，不是随便什么人都能吃的。它们是补，但有的人是"虚不受补"，身体虚弱，无法消化吸收补品，以致补不进去反而上火。

在食物的烹调上，我们要坚持一个原则：煮炖蒸为宜，煎炸就不要考虑了，

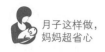
炒菜还可以。煮炖蒸，油比较少，做出的食物也容易消化；煎炸的食物不好消化。

产妇产后正确的进餐顺序应为：汤→青菜→肉→饭，饭前先喝汤，饭后半小时再吃水果。

在各类食物中，水果的主要成分是果糖，不需要通过胃来消化，直接进入小肠就能被吸收。如果产妇吃饭时先吃饭菜，再吃水果，消化慢的淀粉、蛋白质就会阻塞消化快的水果；如果饭后马上吃甜食或水果，最大害处就是会中断、阻碍体内的消化过程，导致胃内食物腐烂，胃内腐烂的食物会被细菌分解，产生气体，易形成肠胃疾病。

饭后喝汤会冲淡食物消化所需要的胃酸，所以吃饭的时候我们不要一边吃饭一边喝汤，或以汤泡饭，或吃过饭后再来一大碗汤，这样也容易影响正常消化过程。另外，由于米饭、面食、肉食等淀粉及含蛋白质成分含量高的食物需要在胃里停留 1 ~ 2 小时，甚至更长的时间，所以最好饭前先喝汤。

不要节食，多分餐。如果关注过月子会所的产妇都会发现，他们的月子餐不但少油少盐少糖，而且采取分餐制，每天有三次加餐，一天有六顿。我们自己在家吃饭也可以采用这个办法。千万不要用节食的办法来减重。产妇产后气血不足，所以坐月子时需要摄取丰富的营养，获得充分的休息。如果因为怕胖，不敢多吃，对产妇和婴儿来说，都是不好的。产后我们增加的体重主要是水分和脂肪，很多时候，这些脂肪根本就不够用，还需要从身体原来储存的脂肪中动用一些营养来补充哺乳所需的营养。所以为了满足婴儿哺乳的需要，产妇一定要吃多点，尤其要多吃钙质丰富的食物，每天要保证足够多热量的摄入。如果产妇在产后急于节食，哺乳所需的营养成分就会不足，这样会影响到产妇和新生儿的营养吸收和身体健康。

前不久一对年轻夫妇抱着 4 个月大的宝宝来看我，这位年轻的妈妈怀孕前我就见过，是位很健壮略胖的姑娘。一见到她，我忍不住就问："你怎么瘦了这么多？"她是母乳喂养，小男孩生下来 8 斤多，特能吃，这我都知道，但我也没想到她瘦了这么多。她告诉我怀孕前是 140 斤，现在 120 斤。还说虽然喂奶，但自己也控制不吃得太多，每天肉、蛋、奶、蔬菜、水果、主食，都吃些就行了。

由此看来，健康合理的饮食对母婴都很重要。既可保证母婴摄入食物营养搭配合理，又不致让母婴过于肥胖，这是一种健康理念，也是我们的目标。

如果是顺产，第一天从产房回来后，先喝一杯红糖水，喝一些小米或大米粥，吃一个鸡蛋。如果产妇感觉饿，可以吃一些蛋糕、面包等易消化食物。3 ～ 4 小时候可以吃医院的正常配餐。多喝水。

如果是剖腹产的产妇，按照医生规定的时间喝水和进食，不要吃容易产生气体的食物，如鸡蛋、蛋糕等，但也不用喝太多的萝卜汤。有些家属和产妇认为只有喝萝卜汤才能早排气，其实不然。正确的方法是遵医嘱，尽早下地活动。这有两个好处，一是可尽早排气，二是预防肠粘连。另外还有一个小窍门：适当吃一两口固体食物，比如馒头、花卷之类的，都有助于排气。

产后第一周，身体较虚弱，大部分产妇没有食欲或食欲不振。为了尽快产生乳汁，需要大量水分，所以食物应以汤羹、粥、面食为主，配以蛋白质、蔬菜等。汤羹要以清淡为好，不宜过于荤厚。

产后第 1 周主要汤式：以滋补、通乳、易消化为主。

1. 生化汤 100 毫升（一杯分早、中、玩三次空腹服用）。

2. 番茄或绿色蔬菜蛋花汤，用于 1 ～ 2 天，可以补充液体，增加食欲，疏通乳腺管。

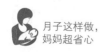
3.萝卜丝鲫鱼汤，此汤可催乳，营养丰富，可用于产后第3～4天，汤不要太浓。最好不要在产后第1、2天用，之后可与其他汤交替用。

4.黄芪当归乌鸡汤，此汤主要用于滋补，使产妇恢复元气。炖汤时不要加料酒，用黄酒，有暖宫作用。此汤用于产后5～6天（最好不要用在前4天）。

朋友们可能觉得，前3天的汤为什么这么清淡，是否应多上一些大排骨汤、猪手汤才好。可以告诉大家，我们产后的乳房前3天是充血阶段，只有少量的初乳，没有产生大量的乳汁，乳腺管还没有完全通开，喝一些饮品（奶、红糖、姜汤）及炖汤的目的是使清淡的初乳通过乳腺管，用以打通乳腺管。

这个时期可以吃的蔬菜主要有时蔬、绿叶菜、各种瓜类，红色系食物如番茄、胡萝卜，菌类如蘑菇、黑木耳，还有豆制品，都可以吃。但不要吃辛辣刺激的食物及味道过重的食物，比如韭菜、芹菜、茴香。

生化汤

食材：当归12克，川芎6克，去心桃仁1克，炮姜1克，炙甘草1克，米酒水500毫升。

操作：在锅内倒入300毫升米酒水并加入药材，加盖用文火煮至药汁剩200毫升时熄火，倒出药汁备用。留有药材的锅内再加入剩下的200毫升米酒水，加盖用文火煮至药汁剩100毫升时熄火，倒出药汁与上一次煮好的药汁混合。

从营养学的角度来说，产后新妈妈每天大约需要2700～2800千卡热量，因此产妇的饮食量大致可以比怀孕前增加30%左右。

3. 月子饮食并非百无禁忌

我们说坐月子不能什么都不让吃，但也不能百无禁忌，一点儿也不忌口。坐月子毕竟不同于平常，在饮食上还是有一些禁忌的。

第一，忌吃辛辣温燥食物。因为辛辣温燥类食物会助内热，使产妇虚火上升，容易出现口舌生疮、大便秘结或痔疮等症状，也可能通过乳汁使婴儿内热加重。因此，我们说产后饮食宜清淡，尤其在产后 5 ~ 7 天之内，应该以软饭、蛋汤等为主，不要吃过于油腻和辛辣的食物，比如大蒜、辣椒、胡椒、茴香、酒、韭菜等辛辣温燥食物和调味香料。

第二，忌吃寒凉生冷食物。产妇产后身体气血亏虚，应该多吃一些温补食物，少吃寒凉生冷食物，以利于气血恢复。没有煮熟的食物不容易消化，对脾胃功能较差的产妇（特别是分娩后 7 ~ 10 天内的产妇）来说，是一种负担，很可能引起消化不良。生冷食品没有经过高温消毒，可能还带有细菌，吃进去容易引起肠胃炎。另外，凉拌菜和冷荤的食物也不利于恶露的排出和淤血的去除。

第三，忌吃煎炸食品和甜食。煎炸食物容易引起脾胃热滞，导致便秘或者肚胀；而甜点吃得过多也会导致脾虚生湿，造成湿热积滞，引发腹泻。这类食物吃多了，容易引发胸闷、腹泻、胃口呆滞等症状。

第四，忌饮茶。茶叶中的鞣酸会影响肠道对铁的吸收，容易引起产后贫血；另外，茶水中还含有咖啡因，饮用茶水后会难以入睡，影响产妇的体力恢复。而茶水通过乳汁进入婴儿体内后，还可能导致婴儿肠胃痉挛，烦躁哭闹。

第五，少吃味精。我们成年人都要少吃味精，对于婴儿特别是 12 周内的婴儿，更不能吃味精。哺乳期间的妈妈在摄入高蛋白饮食的同时，又摄入过量味

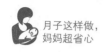
精，味精内的谷氨酸钠就会通过乳汁进入婴儿体内。过量的谷氨酸钠对婴儿尤
其是 12 周内的婴儿发育有严重影响。

最后一点，对鱼虾过敏的产妇，不要吃海鲜。

有人问："那产妇适合吃什么蔬菜、水果呢？"很多蔬菜产妇都能吃，下面
我简单列一下：

莲藕。莲藕含有大量的淀粉、维生素和矿物质，是祛淤生新的佳蔬良药。
产妇多吃莲藕，能及早清除腹内积存的淤血，增进食欲，还能帮助消化，促使
乳汁分泌。

莴笋。莴笋含有钙、磷、铁等多种营养成分，能助长骨骼、坚固牙齿。尤
其适合产后少尿和乳汁不畅的产妇吃。

黄豆芽。黄豆芽含有大量蛋白质、维生素 C、纤维素等，蛋白质是生长组
织细胞的主要原料，能修复生孩子时损伤的组织，维生素 C 能增加血管壁的弹
性和韧性，防止出血，纤维素能通肠润便，预防便秘。

黄花菜。黄花菜含有蛋白质、维生素 A、维生素 C 及矿物质磷、铁等，营
养丰富，味道鲜美，尤其适合做汤用。产褥期容易腹部疼痛、小便不利、面色
苍白、睡眠不安，多吃黄花菜有助于消除这些症状，但新鲜的黄花菜不要吃。

海带。海带含碘和铁较多，碘是制造甲状腺素的主要原料，铁是制造血细
胞的主要原料，产妇多吃海带，能增加乳汁中铁的含量，还能预防贫血。

我还想再提醒产妇，吃蔬菜时烹饪方法也要注意：

①不要用铜锅炒菜，炒菜时最好急火快炒。

②蔬菜加工时先洗后切，以免营养成分丢失。

③炒过或煮过的效果比生吃好，尤其可促进脂溶性维生素 A、D 的吸收。

④菜汤不要丢，可以减少营养成分的丢失。

除了蔬菜，适合产妇吃的水果也有很多。比如：

苹果。苹果中含有大量的维生素和葡萄糖。有的朋友会说，苹果发硬，又冷，是否不适宜呢？我在这里给大家介绍一个方法，将牛奶热好，再将苹果切成块状放入牛奶中，这样牛奶不会太烫还有酸甜味道，而苹果也不会太凉，更不会太硬，温度适宜，不会破坏大量的维生素。这是一个两全其美的办法吧。

红枣。红枣中含有丰富的维生素 C、大量的葡萄糖和蛋白质，具有补脾活胃、益气生津、调理血脉的作用，尤其适合产后脾胃虚弱、气血不足的产妇吃。红枣味道香甜，可以生吃，也可熬粥蒸饭吃。

香蕉。香蕉中含有大量的纤维素和铁质，有通便补血的作用。产妇需要多卧床休息，胃肠蠕动较差，容易发生便秘。再加上产后失血较多，需要补血，而铁质是造血的主要原料之一，所以产妇多吃些香蕉能防止产后便秘和贫血。另外，产妇摄入充足的铁质，对预防婴儿贫血也有一定帮助。

山楂。山楂中含有丰富的维生素、矿物质、山楂酸、柠檬酸。产妇生孩子后过度劳累，往往食欲不振、口干舌燥、饭量减少，如果适当吃些山楂，能够增进食欲、帮助消化，有利于身体康复和哺喂婴儿。另外，山楂有散淤活血的作用，能帮助排出子宫内的淤血。

橙子。橙子中含有丰富的维生素 C 和钙质，维生素 C 能增强血管壁的弹性和韧性，防止出血。产妇生孩子后子宫内膜有较大的创面，出血较多。适当吃些橙子，可以防止产后继续出血。钙是构成婴儿骨骼牙齿的重要成分，产妇吃

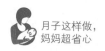
橙子能够通过乳汁把钙质提供给婴儿，这样不仅能促进婴儿牙齿、骨骼的生长，而且能防止婴儿发生佝偻病。

桂圆。桂圆味甘、性平、无毒，是补血益脾的佳果。产后体质虚弱的人，适当吃些新鲜的桂圆或干燥的龙眼肉，既能补脾胃之气，又能补心血不足。

当然，有的水果产妇是不宜吃的。比如：

梨。产妇在产后切忌服食性质寒凉之品，生梨性凉，所以产妇不能吃。《本草经疏》中就指出：妇人产后，法咸忌之。《增补食物秘书》也记载：多食寒中，产妇勿食。但如果实在想吃，可以煮熟后再吃。

柿子。性大凉，产妇产后体质较弱，忌吃寒凉的食物，所以也不能吃柿子。

杏子。性温热，但多吃容易上火生痰。《本草衍义》中说：小儿尤不可食，多致疮痈及上膈热，产妇尤忌之。《饮食须知》也认为：多食昏神，令膈热生痰，小儿多食成壅热，致疮疖，产妇尤宜忌之。古医书上都明确说明了产妇不能吃杏。

只要产妇胃肠无不适，吃新鲜的蔬菜和水果是大有益处的，尤其是对便秘的产妇更加有帮助。但产妇在吃水果时，还需要注意这些方面：

一是产妇胃肠功能较虚弱，应从少量开始吃；二是产妇的胃肠对冷的刺激是很敏感的，所以不要吃过凉的水果。如果吃得过凉容易导致胃肠淤血，影响消化功能；三是一般的水果糖分都比较高，所以不要毫无节制地吃；四是产妇的胃肠抵抗力弱，一定要注意清洁卫生。

月子
小贴士

我们说坐月子不能什么都不让吃，但也不能百无禁忌，一点儿也不忌口。辛辣温燥、寒凉生冷等食物都不能吃的。

4. 南米酒 VS 北红糖

都说"一方水土养育一方人"，南方和北方的差异真是很大，尤其是饮食习惯。前几天就有一个产妇跟我诉苦。婆婆是南方人，那儿的产妇都喝米酒，所以月子里婆婆每天让媳妇喝米酒；但媳妇是北方人，那儿的习惯是月子里喝红糖水，喝各种汤。还在月子里呢，婆婆和媳妇的妈妈就每天为吃的打仗，让小两口不厌其烦。其实不管是红糖还是米酒，产妇都可以喝，都是非常好的月子食品。

以前的人去看望刚出生的孩子，都会带两斤红糖，生完孩子喝红糖水，这是我们北方的习惯。红糖能提供丰富的营养，具有良好的保健作用。它含有丰富的钙、磷、铁、锌等矿物质，同时还含有胡萝卜素、维生素 B2 和尼克酸以及其他一些维量元素。红糖的钙含量是白糖的 2 倍，铁的含量是白糖的 1 倍。红糖性温，可以健脾暖胃、益气养血、活血化淤，能够帮助产妇补血、散寒、补充热量，这些对产妇都特别有用。红糖含有的多种微量元素和矿物质，能够利尿，防治产后尿失禁，促进恶露排出。产妇生完孩子以后会失血，红糖含铁量比较高，尤其有助于产后补血。

月子里吃红糖主要是直接冲泡，也可将红糖加在桂圆蛋、糯米粥等甜点里食用，但是不要吃得太多太久。一般产妇最好控制在 10 ~ 12 天之内，每天最好不要超过 20 克。对于初产妇来说，子宫收缩一般都较好，恶露的颜色和量一般都比较正常。如果吃了过多有活血化淤功效的红糖，可能会恶露增多，导致慢性失血性贫血，反而影响了子宫的恢复以及产妇的身体健康。

红糖是粗制品，没有经过消毒，产妇吃之前可以隔水蒸一下，以免引起腹泻。

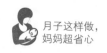
另外，红糖水会冲淡胃液，使人的食欲减退，所以吃饭前最好不要喝红糖水。

南方的习惯是月子里喝米酒。通常在预产期前几天，家里的老人就会蒸好糯米拌上酒曲封存好，等到孩子出生甜甜的米酒也发酵好了。

米酒的营养很好，有40%以上的葡萄糖及丰富的维生素、氨基酸等营养成分，有活气养血、活络通经、补血生血以及润肺的功效。《本草纲目》上称它具有止痛去积、暖胃健脾、多唾温心等功能，常饮还可以使皮肤润滑有光泽。产妇喝米酒可以补血行气，促进血脉流通，调养周身气血，避免产后因为气血两虚而头晕、乏力、眼花、出虚汗或者恶露不下等状况的发生。而且，米酒还兼有催乳、增乳的效果。难怪有的地方甚至让产妇把米酒当水喝呢。

但米酒也是酒，也有酒精的成分，尽管很少，所以最好煮沸后再喝，使酒精挥发，避免酒精进入乳汁对婴儿造成影响。可以把米酒、桂圆与蛋花一起煮来吃，也可以用米酒炖红糖水喝，都能起到良好效果。

所以两位老人都没错，只是饮食习惯的差别而已。咱们自己明白这个道理后，可以将这个道理讲给老人们听，从而化解不必要的家庭矛盾。

除了红糖水和米酒，我还要特别推荐一种月子食品——黑芝麻。现在有搅拌机，可以从超市买来黑芝麻自己打成黑芝麻粉。用温水冲好蜂蜜，然后放黑芝麻粉；或者把黑芝麻粉放在热好的牛奶里吃。这样吃可以帮助排便，还可以补血、补气。特别是有侧切伤口的产妇，因为伤口疼不敢排便，吃黑芝麻粉大便就不会那么干，好排便。提醒大家，不能开水冲蜂蜜，50℃左右的水就可以了。开水会把蜂蜜里很多营养物质给破坏掉。另外，还可以将黑芝麻炒熟磨成粉放些盐做成芝麻盐，在喝粥、喝汤时撒上一点，口感会好很多。

产妇不要吃坚硬粗糙及酸性的食物。因为产后身体各部位都比较虚弱，需

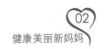

要有一个恢复过程，在此期间极易受到损伤。坚硬粗糙及酸性食物可能会损伤牙齿，使产妇日后留下牙齿易于酸痛的隐患。

月子小贴士

　　除了红糖水和米酒，我还要特别推荐一种月子食品，黑芝麻。

5. 不是所有产妇都适合喝生化汤

　　生化汤主要由当归、川芎、桃心、烤老姜和炙甘草制成。其中当归可以养血补血，川芎可以行血、活血，而桃心则可以破血化淤，整个方子的目的就是养血活血、产后补血、祛恶露。这其实是一个古方，清代的医书《医林纂要》中记载："妇人产子，血既大破矣，而用力已劳，气亦耗泄，故产后多属虚寒。其有恶露不行，儿枕作痛诸病，皆气不足以行之故，故治此宜用温以行之。当归以滋养其新血，川芎以行血中之气，干姜以温之，炙草温中补气，而微用桃仁以行之。治余血作痛之方，宜莫良于此矣。"我们现代的药理研究也证明，生化汤确实有促进子宫平滑肌收缩、抗血栓、抗贫血、抗炎及镇痛的作用。对于产妇产后血虚受寒、淤阻胞宫所导致的腹痛、产后恶露不能流出、小腹冷痛等症状，生化汤还是有不错疗效的。

　　生化汤有这么多好处，是不是所有的产妇都应该在产后喝生化汤呢？答案是否定的。生化汤不可以作为产后常规用药，不是所有的产妇都适合喝生化汤。能不能喝生化汤，要在医生的指导下辨证论治，随症加减，对症施药，生化汤

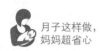
才会收到好的效果。

为什么大部分产妇喝了生化汤后都说好呢？这是因为一般女性产后多虚、寒、淤，属于实、热症的产妇比较少，而生化汤药性偏温，是为了调理产妇产后血虚受寒、淤阻胞宫的。但如果产妇恶露过多，出血不止，血色鲜红夹杂淤块，那么就不可以盲目服用生化汤，而应该在医生的指导下对症施药。否则，就可能导致出血量增加，甚至严重出血。有的产妇喜欢跟风，看到别人喝生化汤好自己也喝，根本不考虑自己的体质适不适合，结果不但没有得到助益，反而伤害了自己的身体。

生化汤也不需要喝满整个月子。在胎儿及胎盘组织娩出之后，子宫靠肌肉的收缩让血管受到压迫而止血。如果收缩不好，这些血管会持续开放，造成出血不止；如果形成血块积在子宫腔里，子宫肌肉层的收缩就更不好了，出血情形也会更加恶化。至于胎盘着床部分的子宫内膜再生，情形就更复杂了。只有这部分的血栓块剥落了，新的子宫内膜才能长得完整。生化汤发挥功用的时间就在这段。所以，产妇喝生化汤的时间10天即可，最长不要超过2个星期。在这之后，生化汤会对子宫内膜的新生造成负面影响，它会让新生子宫内膜不稳定，引起出血不止。这也是生化汤最常见的副作用。对于产后恶露已经结束、淤血排出通畅、没有小腹疼痛（即子宫收缩）等症状的产妇，就不用再喝生化汤了。

喝生化汤的过程当中，产妇要随时观察恶露的颜色、量和味儿，如果恶露有不正常的变化，要及时报告给医生，积极寻找原因。如果产妇有感冒、产后发烧、产后感染发炎、异常出血、咳嗽、喉咙痛的症状，就不要继续喝了，赶紧到医院看医生。如果产妇喝生化汤后出现拉肚子的情况，也需要请中医师对

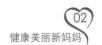

药方再做一些调整。

生化汤的制作方法，在本章《在家也可以做出营养瘦身月子餐》中已经有过介绍，这里，我就简单说一下生化汤的基本用法。

一般情况下，产妇在产后 2 ~ 3 天可以开始喝生化汤了，生化汤一般为 1 天 1 帖，分成早中晚三次或以上服用，自然产约服 7 帖，剖腹产服 5 帖左右，空腹喝效果更佳。喝不完的部分可放入保温壶下次饮用。

月子小贴士

生化汤有这么多好处，是不是所有的产妇都应该在产后喝生化汤呢？答案是否定的。能不能喝生化汤，要在医生的指导下辨证论治，随症加减，对症施药，生化汤才会收到好的效果。

6. 剖腹产产妇饮食，重在避免胀气

这几年剖腹产的产妇比较多，这让很多老人犯了难，"以前都没有伺候过剖腹产产妇的月子啊！"其实，剖腹产产妇的饮食只需要抓住核心的一点就行——避免胀气。

剖腹产手术后，我们会关照病人家属，产后 6 小时需要禁食。剖腹手术后，由于肠管受刺激而使肠道功能受刺激，肠蠕动减慢，肠腔内有积气，容易造成产妇手术后有腹胀感。剖腹产术后 6 小时，病人可以喝一些水，之后可以吃一些流食，如粥、汤面、馄饨等。

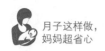
　　剖腹产手术后 24 小时，胃肠功能才会逐渐恢复。这时候排气或排大便了就很好，可以吃正常的产妇饭了。如果仍没有排气，就仍需要吃流食，适当增加一些活动量，适当吃一两口固体食物，比如馒头，使其尽快排气。在这几天里，家属要避免让剖腹产的产妇吃牛奶、豆浆、大量蔗糖甜食、水果等胀气食物。如果是疤痕体质的人，最好能避免吃含深色素的食物，以免疤痕颜色加深。

　　其他的饮食禁忌跟普通的产妇差不多：避免油腻的食物，饮食以清淡为主，可以少量多餐，照顾逐步恢复中的肠胃；避免咖啡、茶、辣椒、酒等刺激性食物；避免生冷类食物，比如大白菜、白萝卜、西瓜、水梨等，最好禁食 40 天。

　　月子早期，饮食要清淡，避免大补。伤口愈合不好的产妇，月子早期就不要喝生化汤了，否则伤口愈合会更加困难，也不要多吃鱼类，鱼类中有抑制血小板凝聚的物质，会阻碍伤口愈合。

　　月子中期，调养肠胃，滋补气血。这时可以多吃些鱼肉奶蛋，保证蛋白质的摄入量，为了保证乳汁的充足，产妇可以多补充水分，多喝汤。汤要少盐，最好不放味精，并且少油。清淡些的蛋花汤、蘑菇汤等都是很好的选择，炖鸡汤则需要把浮油去掉。

　　月子末期，饮食规律，调节内分泌。在月子末期，产妇应该继续逐步把生活作息调整到正常，每天准时一日三餐，上午和下午还可以再加些点心。这时恶露已经快排干净了，产妇可以再辅以简单的运动，以促进骨盆腔的修复，改善肌肉弹性，恢复正常内分泌。

　　下面我给大家介绍一些剖腹产后的进补食疗小方：

　　食疗方一：取当归 5 克、黄芪 3 克、通草 5 克，每天用这三味中药煮成一碗药汁，在给产妇吃的各种食物中都加上一勺。这样中药的气味不重，又能起到补气血、通乳的作用。同时，三味中药的用量不大，适合身体虚弱的人慢慢调补，而且不会上火。

食疗方二：取鳝鱼1斤、瘦猪肉半斤，放入生姜5～8片、葱2～3根、蒜10瓣，再加入调味品红烧，经常吃可以起到补肾、去肾寒、补血的作用。对产妇浑身酸痛、腰膝酸软、四肢无力等症状有很好的疗效。

食疗方三：把红枣洗干净放入铁锅炒到表皮发黑后装进瓶子里，每天取炒过的红枣4～6粒、桂圆4～6粒，冲水泡茶饮用。内火重的人，可以加枸杞子6～10粒一同饮用。红枣经铁锅炒制后具有暖胃的作用，同时炒制后的红枣易于泡开，营养成分能全部稀释在茶里，所以每天喝能起到补气血、调脾胃、治失眠、止虚汗的作用。

月子小贴士　月子早期，饮食要清淡，避免大补；月子中期，调养肠胃，滋补气血；月子末期，饮食规律，调节内分泌。

chapter 3

产后起居，让身体在幸福中渐渐恢复

1. 产后不适，心平气和应对

生孩子是一件特别耗费精力的事情，所以产褥期的女性会出现诸多的不适。我们要平心静气地面对，冷静地找办法减轻这些不适感。

首先是产后宫缩疼。分娩第一天，子宫底大约在平脐或脐下一指左右（子宫大约在产后 10 天降入骨盆腔内）。刚分娩后，产妇宫缩会引起下腹部阵发性疼痛，这叫作"产后宫缩痛"。整个孕期，胎盘都会附着在子宫壁上以供给胎儿营养，分娩后胎盘娩出，子宫壁就出现了一个创面，这个创面需要通过子宫的不断收缩来愈合，子宫的不断收缩就带来了宫缩疼。一般宫缩疼会在产后 1 ~ 2 天出现，持续 2 ~ 3 天后会自然消失。

身体出现产后宫缩疼实际上是一个好现象，说明子宫收缩得好，将来子宫恢复得也快，所以不要怕产后宫缩疼。无论你采用哪种分娩方式，无论你生的是一个孩子还是双胞胎或者多胞胎，有产后宫缩疼都是好现象。

不过，产妇要注意分辨，这究竟是产后宫缩疼还是急腹症，不同的疼痛需要鉴别诊断。如果疼一阵过去就不疼了，或者是孩子一吃奶就疼得明显，并感觉会阴部有东西流出来，这样的情况基本上是产后宫缩疼。

但如果是其他类型的疼痛，比如肚子疼，疼得不行，岔气或缓不上气来那种疼，就有可能是急腹症了。急腹症包括很多的疾病，比如阑尾炎、卵巢囊肿、肠梗阻，还有宫外孕等。当然，刚生完孩子的产妇不可能出现宫外孕，但也不能排除阑尾炎、卵巢囊肿等其他的可能。所以这个时候就要去医院让医生诊断了。

宫缩疼有宫缩疼的特点。首先它是阵痛，如果刺激乳房、揉肚子什么的，就会疼起来，疼一阵过去就不疼了。产妇要是瘦的话，疼的时候能清楚地看到肚脐部有个硬硬的包鼓起来，那就是子宫在收缩；一阵之后软了，那是子宫松弛下来了，就不疼了。

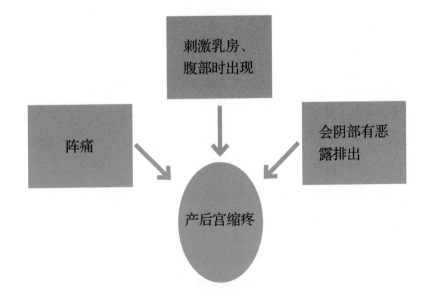

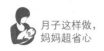
然后是体温，宫缩疼时体温会比平常略高一些，而且出汗会比较多。在刚分娩后的 24 小时，产妇的体温会略有升高，一般不超过 38℃。在这之后，产妇的体温大多会恢复到正常范围内。由于子宫胎盘循环的停止，产妇卧床休息，因此这时脉搏略缓慢，每分钟 60 ~ 70 次，呼吸为每分钟 14 ~ 16 次，血压平稳，变化不大。如果是妊娠高血压综合征患者，血压则会明显下降。产后早期皮肤排泄功能旺盛，会产生大量的汗液，尤其是夜间出汗更多，这属于正常的生理现象，产后一周内会自行消失。所以一定要注意个人卫生，洗澡就是一项必需的事情啦。

会阴伤口的疼痛也是产妇必须面对的。部分初产妇会阴扩张性较差或者胎儿过大等原因需要进行会阴侧切术，这样就会留下侧切的伤口。即使没有做会阴侧切，胎儿在通过阴道、会阴时也会对局部组织造成一些损伤。至于具体如何护理这些产伤，我会在"不完美产伤，需要正确护理"一节里详细讲述。

还有便秘和痔疮。产后最初几天，产妇几乎都有便秘的困扰，因为在孕后期由于胎头的压迫，大多数产妇已经有痔疮了。所以，顺产的产妇从分娩当天就可多补充液体及吃些青菜水果来加以改善。只要身体状况许可，尽可能早下床运动一下，也可以缓解便秘。具体如何预防便秘，在"产后疾病预防，遇难成祥"一章有详细介绍。

排尿困难也是很多产妇的难言之隐。产后尿量明显增多，有些产妇由于会阴伤口疼痛，或者因为剖腹产插尿管而影响排尿。为防止尿潴留，应该早解小便。如果有排尿困难可坐起来排尿，或者用温水冲洗外阴，或者将水龙头打开听着流水声排尿，必要时可用针灸或药物帮助排尿。关于这方面的内容，后面

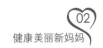
"产后疾病预防，遇难成祥" 一章还要详细讲。

此外，产后 2 ~ 3 天开始分泌更多的母乳，这时乳房胀痛也是大部分产妇不得不面对的。我们提倡母乳喂养，尽早开奶。分娩后半小时就可以让婴儿吸吮乳头，这样可尽早引起催乳和排乳反射，促进乳汁分泌，还有利于子宫收缩。

有了这么多的不适，疲倦是必然的。再加上分娩本身就是个体力活，由于体力透支，产妇会感到十分疲惫和困倦。所以我们会强调产妇坐月子，就是为了给产妇一段休息和恢复的时间。

产后最初几天，产妇几乎都有便秘困扰。这是由于怀孕后期，或者生产的时候胎头下降压迫，静脉回流不好，大多产妇已经有痔疮了。所以，顺产的产妇从分娩当天就可多补充液体及吃些青菜水果来加以改善。

2. 坐月子要 "捂" VS 洗洗更健康

每次给月嫂们上课时，我都会一再强调，一定要保证产妇产褥期的卫生，因为很多的产褥期疾病都是由于卫生问题引起的。比如常见的产褥期感染，很大的原因就是产后护理卫生不达标引起的。但当产妇洗头洗澡时，经常会有老人阻拦："刚生完可不能沾水啊，不然以后可有你受的。" 在老一辈人观念里，产妇不能沾水，所以产后 30 天内不能刷牙不能洗头不能洗澡，甚至大夏天里产妇也得包着头穿着厚衣服待在挂上棉门帘的屋子里。

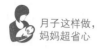
这种观念的形成是有一定历史原因的。以前女性孕期很少补钙，产后大多缺钙，牙齿松动，所以老话说"生个孩子掉颗牙"。但现在我们围产期保健工作做得很到位，孕期对孕妇的营养情况严密监管，所以现在很少有严重缺钙的孕妇。而且现在有软毛牙刷，所以产妇有条件刷牙。洗头洗澡也是一样的道理，以前没有吹风机及时吹干头发，也没有暖气或者浴霸来保证室温，为了防止受风受凉，产妇只能忍着不洗头不洗澡。我们需要理解老人的初衷，但我们不能盲目接受他们的观念，保证清洁卫生是产妇日常生活护理的第一要义，产褥期刷牙、洗头、洗澡一样都不能少。

分娩后头几天，产妇出汗特别多，尤其在饭后、活动后、睡觉时和醒后，被称为"褥汗"。夏天甚至会大汗淋漓，湿透衣裤、被褥。产后出汗多，主要是因为皮肤排泄功能旺盛，身体需要将妊娠期间积聚的水分通过皮肤排出来，这是产后身体恢复，进行自身调节的生理现象。除了及时擦汗换衣物之外，保持身体的清洁卫生是非常重要的，因为大量的汗液容易成为细菌培养基。

一般正常分娩的产妇分娩后 2 ~ 5 天便可以洗澡，但是不应早于 24 小时，应选择淋浴。产后 6 周内不宜洗盆浴或在大池洗浴，以免不洁的水流入生殖道，引起感染。洗澡时间也不要过长，每次 5 ~ 10 分钟就可以了。室温以 24℃ ~ 26℃ 最为适宜。淋浴水温可以控制在 36℃ ~ 40℃，具体温度根据季节变化而定。如果产妇分娩过程不顺利，出血过多，或平时体质较差，那就不要勉强自己过早淋浴，可以改为擦浴。剖宫产的产妇，等到切口愈合就可以洗头、洗澡了。但也必须坚持淋浴，不能洗盆浴，以免脏水灌入生殖道而引起感染。有的人家特别讲究，认为月子洗头、洗澡一定要用熟水，说热水器的水洗澡对身体不好，每次洗澡都劳师动众准备熟水，特别麻烦。其实没必要那么麻烦，只要伤口愈合了就可以淋浴，热水器的水就可以了。

洗澡时可以关上浴室门，但是要保证洗澡间氧气充足，因为水蒸气太大容易使人缺氧晕倒。可以在洗澡间里放一个凳子，洗澡时如果感觉不舒服，产妇要及时坐下来，也可以直接坐在凳子上洗。夏天洗澡可以把排风扇打开，以保证洗澡间的氧气充足。家里有人的时候再洗澡，这样万一有什么事还能及时采取措施。另外，别空着肚子洗澡，稍微吃一点东西。饥饿的人更容易在氧气不足的条件下晕倒。洗完后还要吃点东西，及时补充耗损的气血。

如果体力允许，产后第二天就可以开始刷牙，最迟也要在产后第三天开始刷牙。可以买软毛的牙刷，刷牙之前在刷牙杯里倒半杯开水，把牙刷泡软了再刷。用温水漱口，以防凉水对牙齿及齿龈刺激过大。

产妇一个星期至少要洗一次头，可以洗快一点，比如洗头不用护发素，用洗发液快速洗一洗。洗完后用几块干毛巾擦得半干了，然后拿吹风机用热风吹一吹。产妇汗多，一个月不洗头，头发可能会长虱子。

产妇的会阴部分泌物会比较多，每天可以用温开水清洗外阴部位。勤换会阴垫和内裤，保持会阴的清洁和干燥。

如果是夏天坐月子，更要保证产妇的个人卫生。我们的老传统，坐月子就是要"捂"的。冬天还好说，反正冷，怎么捂都没关系；夏天就难办了，这么热的天，怎么捂？所以过去就有夏天坐月子捂得中暑的。到医院以后，我们立刻抢救：把病人的衣服都脱了，用酒精擦大动脉通过的地方降温。但家属不干了，说："病人坐着月子呢，哪能这样。"

当然，产妇不能捂得中暑，但也不能一点汗也没有，得稍微有点汗。产妇有产后汗，汗毛孔都张着，汗比常人多。咱们坐月子要科学，所以要让产

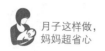
妇待着的房间温度适宜，不能温度太高让产妇"捂"中暑了，但也不能让产妇受风，26℃左右最合适。我们提倡母婴同室，与产妇在一个屋的孩子也要注意。

如何不让产妇受风孩子受凉呢？早晨起来让母子俩先在其他的房间待着，开10分钟窗户，彻底通风后，然后把窗户关上，母子俩再进去。如果夏天温度比较高，房间比较大，可以开风扇冲着墙吹，让风再回过来；也可以关着门开一点窗户。但是，一定不要让风直接吹在产妇和孩子身上，更不能让产妇和孩子待在对流风中。

空调得慎用，如果要用，温度必须高一点，30℃比较合适，正常人觉得舒适的温度，对产妇和新生儿来说就低了，尤其是新生儿。咱们大人老在活动，但孩子只能一直躺着，自然会觉得冷。使用空调时最好避开母子俩。开空调的时候，让母子先在别的屋子待着，等温度降下来了再让他们进来。

产妇的起居生活要基本规律，早上产妇也是要起床的，起床后拉窗帘，开窗通风、刷牙、洗脸、吃早饭，然后关窗在房间里转两圈，再躺下。因为产妇刚历经分娩，耗费了很大的体力，不能老起来坐着。一定要休息好，这样才能恢复好；晚上拉好窗帘睡觉。有的产妇不梳头不洗脸，整天在床上躺着，这样也不好，我们说坐月子可不是躺月子。

同时，孩子也需要有规律的起居生活，他要有白天黑夜的感觉，慢慢培养规律的作息习惯，晚上睡大觉，白天睡小觉。新生儿一生下来几乎24小时睡觉，但是两三个月以后就可以上午睡一小觉，中午睡一小觉，下午睡一小觉，晚上睡长觉了。几个月以后，上午可以不睡觉了，光下午睡觉。我们要从他出生后就慢慢帮他养成这个习惯，只有这样，以后的养育才会轻松。

保证清洁卫生是产妇日常生活护理的第一要义，产褥期刷牙洗头洗澡一样都不能少。

3. 不完美产伤，需要正确护理

生完孩子，每位产妇或多或少都有一些伤，所以产伤的护理也是月子护理非常重要的一项内容。无论是侧切术后的侧切伤还是会阴部位的撕裂伤，如果护理不当，都会造成感染。一旦发生感染，病人是非常痛苦的，甚至都不敢小便。

什么样的情况就是伤口感染呢？我们可以自己观察，如果局部有红、肿、热、疼四种情况出现，就有可能是感染了，就得上医院了；如果伤口里面跳着疼，那可能里面化脓了，更要去医院。我们不能让伤口发展成那样，要防患于未然，避免受大的痛苦。

怎么做呢？第一，保持会阴部的清洁，每天冲洗。冲洗前准备好一只空的矿泉水瓶子，在瓶盖上钻一些小孔。然后配制 1∶5000 的高锰酸钾水，即 1 份高锰酸钾兑 5000 份温开水。将兑好的高锰酸酸钾水装到矿泉水瓶子里，盖好瓶盖。捏塑料瓶，使水喷射出来，对着伤口冲洗。每天一次，或者每天早晚各一次，可以视产伤的情况而定。

洗澡的时候要淋浴，不要坐浴；洗伤口也是这样，要冲洗，不要撩水洗。当然，医院里都是有坐浴的，因为医院里所有的盆都会拿去高温蒸煮消毒，然后病人才可以坐在里面用 1∶5000 的高锰酸钾水泡伤口。所以并不是说不能坐浴，坐浴是有前提的：这个盆必须是干净的、消过毒的。如果你想坐着泡伤口，

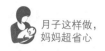
除了工具必须消毒，肛门也必须提前清洁。大便后必须把肛门清洗干净才能坐浴，否则大便中的细菌就有可能跑到伤口里去了。

第二，勤换会阴垫。每个产妇在产后阴道都会流出血性液体，这种阴道排出物在医学上称为恶露。其成分主要是分娩造成的产道伤口的分泌物、胎盘剥离后创口分泌出的血液黏液、子宫内脱落的细胞组织片和细胞等，没有恶臭味。恶露一般持续 4 ~ 6 周，随着时间的推移，颜色和量都会发生变化。最开始是血性恶露，量最多，几乎都是血液，有时会有小的血块，持续 3 ~ 4 天。之后出血逐渐减少，浆液增加，转变为浆性恶露。浆性恶露颜色淡红，会持续 10 天左右，然后变为白性恶露。白性恶露颜色较白，质地也比较黏稠，持续 10 天左右，就像月经结束时那样渐渐没有了。产后最初的一段时间恶露的主要成分是血，血是细菌最好的培育物，所以必须勤换卫生巾。

如果是侧切伤口，卧床的时候也需要注意，尽量卧向健康的这一侧。比如左侧切了，就往右侧卧，这样血就会流往右侧，尽量不流到伤口上面；同理，如果右侧切了就要往左侧卧。侧切的产妇在产后的最初几天会感觉会阴部位特别疼。这里，根据不同的情况，我给大家提供一些缓解疼痛的方法。

伤口痛。这是正常现象。手术当天较重，次日减轻。疼痛严重时可以在医生的指导下口服止痛片，以减轻疼痛。

水肿性痛。伤口水肿，缝线绷紧，以致疼痛。可以去药店买无菌纱布蘸康复新液湿敷伤口，同时抬高臀部，以利水肿减退。

血肿性痛。切口周围淤血，呈紫色，肿硬，痛不可碰。这需要医生来拆开伤口，清除积血，缝扎出血点，再重新缝合伤口后，疼痛就可以减轻了。

感染性痛。伤口感染，有红、肿、痛、热和全身发热症状，疼痛呈搏动性。

医生会使用抗生素对伤口消炎。如果伤口有脓液，还会先抽取脓液，或者将伤口切开排脓。我们一定要做好产伤的护理，避免这种情况出现。

肠线未吸收痛。由于缝合的羊肠线未吸收，疤痕口会略略隆起，起疱，溃破流脓，有肠线穿出来。肠线排出后，裂口就能自行愈合。也可用 1∶5000 的高锰酸钾溶液湿敷，每次 10 分钟，然后涂一点四环素眼药膏，每天两次，促进伤口愈合。

有的妈妈只会坐着喂奶，那么坐的时候也需要注意一下坐姿。刀口在左边的，坐起来身体重心可以稍稍偏向右侧，防止伤口受压切口表皮错开；如果是刀口在右边，则可以让身体重心稍稍偏向左，稍偏向没有伤口的一侧。现在母婴用品店有一种专用的产妇坐垫可以缓解这种坐起来的难言之痛，坐垫中部掏空，类似于轮胎，可以给受伤的会阴部位很好的保护，有需要的妈妈可以去市场找找看。

有产伤的产妇尤其要避免便秘。上厕所排尿时，坐在座便器上身体可以向前倾，或是采取半蹲的方式，可以避免过度疼痛。产后在体力许可的情况下要尽早下床活动，多吃新鲜蔬菜和水果，以防止便秘。万一便秘难解，千万不要太用力，可以用开塞露。产后 24 小时之内或 24 小时左右排便最好，如果 48 小时还未排便，也要使用开塞露，尽快排便，避免大便在肛门处淤积干燥，给产妇造成痛苦，同时也不利于产妇的恢复。

还需要我们重视的一个问题是产后痔疮。由于怀孕时巨大的子宫压迫下肢静脉，以及生产时像解大便一样往下用力，所以很多产妇都会有痔疮。解大便后要用温水清洗肛门，千万别用滚烫的水来洗。痔疮也是静脉曲张，如果用滚

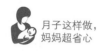
烫的热水洗当时舒服，但是热水会让血液循环加速，从而加重痔疮。清洗时戴上一次性手套，之后换上干手套，沾干局部，用挤了眼药膏或烧热过的食用油的纸巾轻轻将翻出的痔疮向内推揉即可。

说了顺产撕裂伤、侧切伤后，我们就要说一说剖腹产的伤口护理了。

其实，剖腹产的伤口是比较好护理的，因为剖腹产的伤口无论是粘合的也好，缝合的也好，出院的时候一般都长得比较好了。缝合的伤口是需要拆线的，粘合的不需要拆线。缝合的伤口，分娩后 5 ~ 7 天就可以拆线了。出院的时候，伤口基本就可以不用纱布包着了。

出院回家后，我们可以用三四根棉签蘸 75% 的酒精在伤口上从左到右或者从右到左擦一下，每天擦一次就行，不用反复擦。

手术后，不要过早去揭刀口的痂，过早硬行揭痂会把尚停留在修复阶段的表皮细胞带走，甚至撕脱真皮组织，刺激伤口导致伤口出现刺痒的问题。有时候你不碰刀口，刀口也会痒。刀口痒说明周围的组织在生长。这时不要去抓，也不要用衣服摩擦，或者用滚水烫洗来止痒，这些都可能加剧局部刺激，促使结缔组织炎性反应，引起进一步刺痒。如果刀口痒得太厉害了，可以用一块纱布垫着伤口，轻轻用手拍一拍，但不要去抓。

避免阳光直接照射刀口，防止紫外线刺激形成色素沉着。同时注意饮食，多吃水果和鸡蛋、瘦肉、肉皮等富含维生素 C、E 以及氨基酸的食物。这些食物能够促进血液循环，改善表皮代谢功能。切忌吃辣椒、葱蒜等激性食物。保持疤痕处的清洁卫生，及时擦去汗液。

其实对剖腹产的产妇来说，更困难的问题是如何起床，因为她们的腹部有

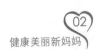

伤口，而起床一般要依靠腹部的肌肉。

我们都知道手术后适量活动可促进肠蠕动，早排气，防止肠粘连，尤其对剖腹产的产妇，这是很重要的。另外，适量活动还有利于防止便秘、尿潴留的发生。所以手术后，我们会尽量让产妇下床适当活动。剖腹产 24 小时可以下地做些轻微的活动，比如洗脸、刷牙等；2～3 天内产妇可以在室内进行基本活动，但是还不能做家务劳动。分娩后身体恢复得好，在医院复查没有任何异常的前提下，一个星期后就可活动自如了。

我记得有一次我们科里一位年轻的护士告诉我一个做了剖腹产的产妇伤口疼得不能起床，还说头天她是由丈夫、爸爸、弟弟和妈妈一起架着坐起来的。我是护士长，过问此事是我的职责。我过去一看，那个产妇个子比较高，也比较胖，确实不是一两个护士弄得动的。她一看到我就愁眉苦脸地说："护士长，我真的疼得起不来床。"我笑着说，"别担心，我一个人就能让你下床。"当时我站在她床的右侧，让她先向床边移动，然后向右侧卧着面向我，我说咱们一齐努力，然后让她用右侧的胳膊支着床，左手放在胸前按住床体，我再用左手顺势托起她的颈脖，右手把她的脚顺下床沿——她就顺利侧身起来坐到床沿上了。并且，她一声都没喊疼，全病房的人都乐了。

为什么头一次需要四个人才能办到的事，我一个人就做到了呢？这是因为我知道剖腹产产妇疼的原因在哪里。剖腹产的伤口在腹部，起床就不能让她的腹肌用力，所以不能让她平躺着起床，要让她侧身起床。侧面起床使用的是侧面腰部的肌肉和胳膊的力气，这样伤口就不会那么疼了。

用这个方法也可以让产妇在左侧起床，只要左右手的动作换一下就可以了。具体选哪边，就看床沿在哪边了。

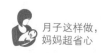

我们都知道手术后适量活动可促进肠蠕动，早排气，防止肠粘连，尤其对剖腹产的产妇，这是很重要的。

4. 产后腰痛、颈肩痛和腕关节痛，提早预防

经常听到身边有女性抱怨："都是月子没坐好，现在我经常腰酸背痛。"其实，如果提早预防，早介入按摩，不说规避，至少是能够有效缓解这些疼痛的。

有很多产妇会腰痛，主要是因为腰肌劳损造成的。有的产妇刚当妈妈，还没有学会用正确的姿势喂奶，或者喂奶时身体过于紧张，腰肌就可能因此劳损而引起腰痛；还有一些产妇产后活动太少，总是躺或坐在床上休养，加上体重增加，腹部赘肉增多，增大了腰部肌肉的负荷，造成腰肌劳损而腰痛。

对于这些情况引起的腰痛，产妇需要提早预防，从孕期就开始做好第一步工作。准妈妈在孕期应注意均衡合理地进食，避免体重过于增加而增大腰部的负担，造成腰肌和韧带的损伤。还要注意充分休息，坐位时可将枕头、坐垫一类的柔软物品垫在后腰上，使自己身体舒服些，减轻腰部的负荷。另外，睡眠时最好取左侧卧位、双腿屈曲，减少腰部的负担。产后要学习正确的哺乳姿势，比如摇篮式、美式橄榄球式，都是比较常用到的哺乳姿势，不要让腰部过度紧张。

在饮食上，产妇多吃牛奶、米糠、麸皮、胡萝卜等富含维生素 C、D 和 B 族维生素的食物，增加素食在饮食中的比例，可以避免骨质疏松引起的腰痛。产后产妇体内雌激素水平较低，泌乳素水平较高，因此在月经未复潮前骨骼更新钙的能力较差，乳汁中的钙往往会消耗过多体钙。这时如果妈妈不补充足量

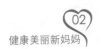

的钙，就会引起腰酸背痛、腿脚抽筋、牙齿松动、骨质疏松等"月子病"，还可能导致婴儿患上佝偻病，影响其牙齿萌出、体格生长和神经系统发育。

产后2周开始，在保健医生的指导下做加强腰肌和腹肌的运动，增强腰椎的稳定性。产后腰痛也可以通过自我按摩来达到一定程度的缓解。首先，用一手掌从上向下推搓腰部3~5遍，以皮肤有温热感为宜。其次，用双手拇指从上向下沿着两侧的腰肌进行按压3~5次。再次，双手握拳用拇、食指面沿着腰肌从上向下交替扣击，以皮肤有温热感为宜。最后，双手掌交替在腰骶部从上向下推摩，以皮肤有热感为宜。

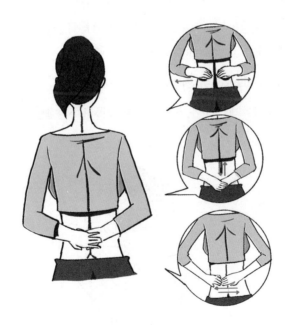

产后避免经常弯腰或久站久蹲，避免提过重的物体或将物体举得过高，不要过早跑步、走远路。注意劳逸结合，无法避免久站时，可交替性地让一条腿

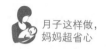
的膝盖略微弯曲，让腰部得到休息。

产后也不要过早长时间穿高跟鞋，以免增加脊柱压力，最好穿鞋底柔软的平底鞋。平时注意腰部保暖，特别是天气变化时，要及时添加衣物，避免受冷风吹袭，受凉会加重疼痛。

学会放松精神，紧张情绪会使血中激素增多，诱发腰椎间盘肿大而导致腰痛，愉快的心情有助于防止腰痛发生。

还有一部分产妇的腰痛是因为疾病，比如患有盆腔肿瘤、盆腔炎等疾病的女性，也会经常腰痛。这种情况就需要先治疗原发疾病，腰痛症状也会随之减轻或消失。

除了腰酸背痛，有的产妇还会出现颈肩部劳损类疾病。有的产妇因孕前工作或生活习惯，导致颈肩肌肉劳损，而孕时的关节韧带又处于松弛状态，还有的产妇生产后体质未复原，又长时间低头喂养婴儿的，这都非常容易引发产妇颈肩痛。这时候可以进行恰当的颈部功能训练，缓解颈肩部劳损。

首先，一手放于脑后颈部，用手从脑后发际往下拿捏到颈根，两手交替反复3～5次。

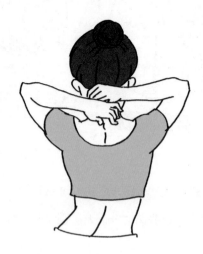

然后，一手放于胸前，按对侧肩井穴及肩周围，两手交替按压2～3分钟。

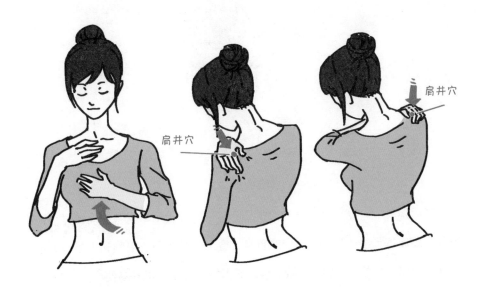

用一手拇指交换按压颈后部风府至大椎穴3～5分钟。

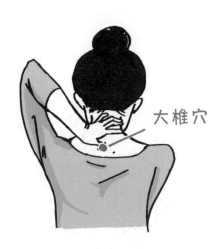

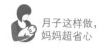
最后，双手五指交叉，放于颈后部，同时头部做有节律的屈伸动作 5 ~ 8 次。

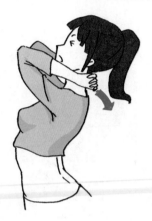

产后腕关节痛也是很多产妇的隐伤。过早过多地从事家务劳动或过多地抱小孩，会加重肌腱、关节、韧带的负担，容易使膝关节、手腕和手指等大小关节发生劳损性的疼痛。加之分娩后体虚或者浸泡冷水，也容易使产妇腕关节痛。产妇平时要多注意，只要有空就可以让腕部做一些适当的放松运动，如腕部屈伸法、抖腕法等，让腕关节得到放松从而减少疼痛的发生。

当腕部疼痛发作时，可以自我按摩治疗。首先，用一只手按摩另一只手的腕关节 2 ~ 3 分钟。

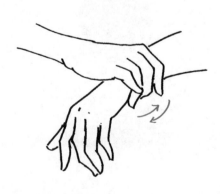

然后用拇指点按另一只手的腕关节痛点，同时腕关节做旋转运动 1 ~ 2 分钟。

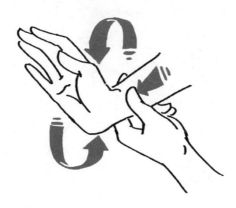

最后，双手五指相互交叉做摇腕运动约 2 分钟。

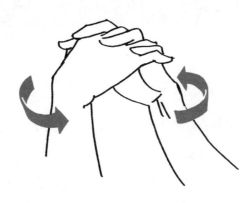

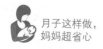
用一手拇指按另一手侧腕关节四周，按压 2 ~ 3 次后，再按另一侧腕关节。

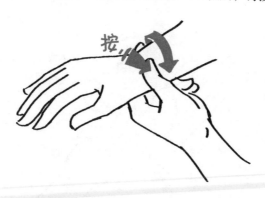

月子
小贴士

产后避免经常弯腰或久站久蹲，避免提过重的物体或将
物体举得过高，不要过早跑步、走远路。

5. 产后"性"福建设，是个系统工程

性爱是夫妻之间增进感情的重要方式，这是其他的交流形式所不能替代的。因为怀孕分娩，夫妻间的性爱可能受到影响，此时彼此体贴的心意会成为夫妻感情的催化剂。尤其当丈夫面对和妻子不同步的性需求时，如果丈夫能给予妻子更多的耐心和爱心，让妻子的身体慢慢恢复到孕前的状态，不但会使夫妻感情越来越和谐，性爱也会达到最佳的状态。

一般情况下，产后 6 ~ 8 周时可以恢复性生活。即便有些女性分娩顺利，子宫恢复较快，体质又好，性生活也不可以恢复过早。这主要因为全身器官

（主要指生殖系统，除乳房外）恢复或接近未孕状态需要 6 周。另外，分娩时撑大了的阴道壁内膜变得很薄，子宫内部由于胎盘剥离形成的创面，完全愈合需要 3 ～ 4 周时间；分娩时开放的子宫口短期内也不能完全闭合。临床发现，分娩后 4 周内过性生活，女性阴道壁薄膜会很容易受伤，病菌也会乘机而入，从而引起子宫内感染，发生产褥热等严重疾病。假如在分娩后 2 周内、恶露未净的情况下就过性生活，更容易导致产褥热，这十分危险，必须杜绝。

需要强调指出的是，分娩的方式也对性生活恢复时间有影响。一般来说，做会阴切开手术的产妇，伤口通常要 6 周左右才会复原。而剖腹生产的伤口也是大约要 6 周时间恢复，那时用力才不会酸痛。因此，我们都建议产妇产后 42 天到医院复诊，详细检查缝线有没有完全吸收、伤口是否愈合、子宫是否恢复到常态，以及排卵周期是否已经开始。做了这些复查之后，如果医师告知复原很好，就可以考虑恢复性生活了。

虽然如此，但是如果 6 周以后，会阴部仍然觉得硬硬胀胀的，可做些自我处理工作。比如可在洗澡时用温热的水冲洗一下、按摩一下会阴等，以促进伤口愈合及伤口结疤的软化，这样就不怕行房引起疼痛了。

最为重要的是，产后这段时间里，妻子和丈夫一定要做好心理建设，应互相理解、体谅与合作。丈夫要耐心等待妻子身体完全恢复后再开始性生活。值得提醒产妇的是，身为一个母亲的同时，你还是一个妻子，因此，不要因为有了孩子而冷落了丈夫，应在保障健康的情况下，适当安排好性生活。

对妻子来说，产后第一次还是有很多顾虑的。

因为怀孕、分娩的缘故，妻子的身材发生了连自己都觉得不可思议的改变。产后第一次同房的时候，妻子的身材往往都还没有回复到以前的理想状

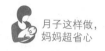
态，有的妻子好身材甚至一去不复返。身为女性，她的自信心会因此而大受打击：他会不会嫌弃我的妊娠纹和大腹便便呢？他看见我的身体会不会觉得可怕？

除了对身材的顾虑，妻子还有很多其他的担忧：会不会很痛？宝宝会不会突然吵闹？这些现实的问题，让妻子对于生完宝宝后的第一次性生活大有压力。

当然，很多担忧是没有意义的。就好像有人担心性生活会使伤口撕裂，从而对性生活感到恐惧一样，这种担心完全没有必要。因为性生活不会使正常愈合的伤口再次裂开。可因害怕会阴伤口裂开而情绪紧张，反而会导致阴道口肌肉收缩。

当然，丈夫也不能"性"急，否则不仅会直接损伤妻子身体，还会给妻子带来一些疾病。比如，子宫口如果没有完全关闭就过性生活，细菌就会趁机通过子宫口侵入子宫，然后再经过没有恢复好的子宫内膜侵入母体，这样就会引起生殖道炎症，如子宫肌炎、子宫内膜炎、急性盆腔结缔组织炎、急性输卵管炎及败血症等。假如没有及时治疗，很多可能就会变成慢性炎症，导致下腹、盆腔的疼痛和不适，并且久治不愈，严重时甚至会危及生命。

其实，分娩后的第一次性生活不成功是很正常的。有人统计过，就算度过了危险期，分娩后的第一次性生活也有60%以上是不成功的。妻子不要因此有心理阴影，丈夫更要体谅妻子。

为了提高第一次性生活的质量，丈夫可以多做一些前戏，让妻子慢慢放下顾虑，调整好心态。可以亲吻拥抱她，让她明白，她在你的眼里比任何时候都要美丽。如果妻子的确有不适感，丈夫千万不要心急，多适应几次她就不会紧张了。

值得一提的是，如果产妇属于高危妊娠（有早产、自发流产、死胎史，高血压，妊娠合并心脏病，糖尿病，肾脏病以及本次妊娠为臀位、双胎等），那就

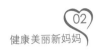
需要适当延迟第一次性生活的时间，并节制次数。当然啦，针对具体情况的应对办法可以在产后检查的时候咨询医生。

一般情况下，产后6～8周时可以恢复性生活。即便有些女性分娩顺利，子宫恢复较快，体质又好，性生活也不可以恢复过早。

6. 产后避孕，方法要靠谱

现在是信息爆炸的时代，各种信息只要你想知道都能了解，但哪些真哪些假就需要我们认真分辨了。比如，有一种说法，喂奶的女人不会怀孕。我有一个晚辈，夫妻俩感情很好，不知从哪里得知了这个信息，就放开胆尽情享受了，以弥补怀孕期间的空缺。结果孩子刚刚5个月就怀孕了。他们俩都不是独生子，不具备当时国家规定的生二胎的条件，只能做人流。这刚刚生产完，身体还没恢复好呢，又遭受重创，而且孩子还得断奶，母子俩苦不堪言。

理论上说，女性哺乳时，泌乳素会增高，卵巢功能受到抑制不排卵，不容易受孕。但也有报道，哺乳期妈妈产后5周就怀孕了。可见，哺乳期女性生育能力确实会较低，但并非没有生育能力。一般来说，没有哺乳的妈妈，平均在产后的6～10周，也就是大约产后两个月内，会来月经，并且开始排卵。哺乳的妈妈，产后第一次排卵会延后一些，大约在24～27周之间，也就是大约产后6个月左右，有的人甚至一年以后月经才来。

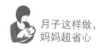
奶水好的人月经来得晚，有的人奶水很好，纯母乳喂养孩子，可能产后1年都不来月经；有的人奶水少，月经就会来得比较早。来月经了，就说明排卵了，同房就有怀孕的可能。应该说，如果有规律地喂奶，月经没有来，这是正常现象，但如果没有喂奶而且怀孕前月经正常，产后过了3个月月经还没来，最好到妇产科检查一下。依靠哺乳来避孕那是非常不靠谱的。

如果不打算生二胎的话，一劳永逸的避孕方法就是放节育环。一般产后100天就可以放了，这个时候子宫已经复原，多数人还没有恢复排卵，受孕机会比较少。放节育环对女性还是比较安全的，成功率也非常高。当然上环后也有一些注意事项，比如上环后2周内不要盆浴，不要同房，避免感染。上环后3～4天可能会有少量出血，一周左右干净，这是正常的；如果发现出血量超过平时月经量的一倍以上，或者流血时间比较长，或者月经周期发生明显改变，或者有严重腰酸腹坠疼痛，都应该去医院检查。不想放节育环避孕的，也可以使用避孕工具，这都是安全有效的避孕办法。

月子
小贴士

　　如果不打算生二胎的话，一劳永逸的避孕方法就是放节育环。放节育环对女性还是比较安全的，成功率也非常高。

7. 产后月经不规律，用对方法可调节

产后来了月经，很多产妇会面临一个新问题，那就是原来规律的月经变得不规律了。

产妇产后月经到来的时间不规律，很多时候是由神经内分泌功能失调、器质病变或者药物等引起的。所谓的内分泌功能失调包括，甲状腺、肾上腺功能异常和糖尿病等；而器质病变包括生殖器官局部的炎症、肿瘤及发育异常、营养不良等；药物因素就是使用一些内分泌制剂等，这些原因都可能让女性产后来月经的时间不规律。如果产妇产后能适当补钙，多休息，加强营养，适当运动，可以起到一定的预防作用。如果长期来月经的时间不规律，建议去医院查明具体原因后再做相应的治疗。

对于一般性的月经不规律，有几种自我调节的方法可以改善：

首先是保持心情愉悦。心情抑郁或沮丧常常会使月经量减少甚至闭经，而情绪紧张也会使月经量增多，月经提前。只有生活在舒适和谐的环境中，心情才能愉悦，才有利于疾病的康复。

在用药的同时，最好能配合饮食治疗，这样做既可以减少药物对人体的损害，又能"补益精气"，从而提高治疗效果。

同时要多劳动，避免过于安逸而变得懒惰。另外，也要多休息，过度劳累对健康不利。真正做到劳逸结合，才有益健康。

母乳喂哺宝宝的产妇，排卵及月经恢复较迟，有的要在1年后才来月经。大多数人第一次的月经量比平时月经量多，第二次月经就恢复了，这些都是正常现象，不必担心更不必治疗。

有的产妇产后月经周期正常，可是经量却很少，甚至来一点点就没了，这就是"月经过少"的症状。这主要是由身体血虚或者外伤性出血造成的，比如产后大出血，可能造成身体血虚，从而导致月经过少。有的产妇先天肾气肾精不足或者生产过多损伤肾脏，导致肾气不足，都会使月经过少。有时产妇内分

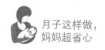
泌正常，但是子宫发育不良，子宫内膜对卵巢激素的刺激反应减少，或子宫内膜部分粘连，也会出现月经过少的症状。

如果产妇能尽量避免做会对子宫内膜造成损伤的手术，便能有效预防月经量过少。有的避孕药也会导致月经量过少，如果将避孕药与其他避孕措施交替使用，也可以避免因长期使用避孕药而过度抑制垂体功能导致的月经量过少。如果已经出现了月经过少的症状，就要及时去医院诊治了。产后如果月经规律，但每次月经的出血量很大，超出正常月经量很多，这种症状一般被称为月经过多。正常情况下，每个月经周期的经血量为 30 ~ 50 毫升，如果超过 80 毫升，就可以诊断为月经过多了。月经过多大多是因为器官性疾病，比如子宫肌瘤。有很多方法可以治疗月经过多，可以通过手术治疗，如子宫切除和内膜剥除。另外，也有大量药物可以治疗月经过多，如口服药物或宫内节育器释放药物。药物治疗是产后经常采用的方法。

但是我们不能擅自用药，应该配合医生找出月经过多的原因，让医生来决定治疗方案。自作主张地用药，弄不好会给自己的身体带来严重的副作用。有些产妇求治心切，用激素来治疗，结果反而使病情加重，遭受更多的痛苦。如果不按医嘱，又对激素的使用方法、适应症掌握不准就乱吃药，就可能会导致月经紊乱、大出血或其他的合并症。因此，我们千万不要用滥服激素的办法来治疗月经不调。

当月经来潮时，哺乳的产妇乳量一般会有所减少，乳汁中所含蛋白质及脂肪的质量也会出现一些变化，蛋白质的含量会变高些，脂肪的含量会变低些。这种乳汁有时会引起婴儿消化不良，但是不用担心，这只是暂时现象，等到经期一过乳汁就会恢复正常。因此无论是处在经期或经期后，产妇都不需要停止喂哺。

如果产妇产后能适当补钙，多休息，加强营养，适当运动，可以对月经不规律起到一定的预防作用。

8. 产后家庭稳固，妈妈精心布局

很多人说，孩子的到来会让夫妻感情变得更深厚，而我要说的是孩子降生的第一年，往往很考验夫妻感情，更是对新妈妈人生的严峻考验。为什么这样说？

一是因为孕产期女性体内激素的剧烈改变，再加上产后照顾孩子缺乏睡眠，导致新妈妈的性情发生比较大的改变。以前总是温柔如水，这会儿可能因一点小事就暴跳如雷。二是对家庭矛盾认识不足。为了照顾新生儿，很多家庭是四个老人齐上阵，爷爷奶奶、姥姥姥爷，原来的二人世界突然变成了七口之家。双方父母完全没有在一起生活的经历，让他们互相妥协确实难办。所以原本是一些小事，处理不当，多人参与后极可能演变升级成为家庭大战，使夫妻关系受到重击。三来新爸爸对突变的形势缺乏足够的掌控力，面对问题，他们总是希望能快刀斩乱麻，结果粗暴的态度让冲突变得更加严重，甚至局面失控。更糟糕的是，新妈妈正在休产假，完全被家庭琐事和矛盾围困，连转变生活场景的机会都没有。四是工作上的压力。休完产假回到公司上班，可能自己原来的工作已经交给了其他人了，自己只能做一些边角料的工作，成了公司的边缘人，想辞职又担心找不到更好的工作，凑合着又非常不甘心。——生活和工作的双重压力下，很多新妈妈抑郁了。

所以，新手爸妈，尤其是新妈妈，一定提前做好心理准备，第一步稳定家庭。

有专门办理离婚案件的法官就说，离婚率较高的时间段集中在产后的第一

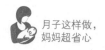
年和小孩上大学后的第一年。这位法官说的后一种情况，我无法求证，但第一种情况我见得确实比较多。我亲戚的一个小姑娘，30岁生的孩子，婚前和丈夫出入都是手牵手的，感情特别好。但婚后不到一年时间两人就分居了。她妈妈跟我数落过女婿的不是：对妻子和孩子都不关心，从来没有给孩子冲过一次奶、换过一块尿布，不是出差就是加班。还有一个是我同学的儿子，38岁，现在孩子4岁了。孩子刚出生那年也是狠狠地闹过一阵子。

如何在产后让孩子的出生为家庭稳固添砖加瓦，而不是成为引爆家庭大战的导火索呢？这需要新妈妈精心布局。

首先，对新生儿的养育做好分工，奶奶干什么，姥姥干什么，都提前安排好。其次，多学习育儿知识。不要把孩子的养育寄托在月嫂、育儿嫂身上或者自己妈身上，新妈妈一定是承担最多的人，也应该是做得最好的那个人。这样，当老人们的意见产生分歧时，你就可以成为绝对的仲裁者。有的新妈妈自己不想干，又希望对孩子的养育有绝对的发言权，那就只能制造矛盾了。最后，多理解丈夫的难处，尤其当他面对纷扰的人事纠纷时，他的心情可能更为纷乱。而且，对那么小的孩子，他可能真的没经验，想带他又无从下手。所以，你丈夫的表现可能只能这样：下班后逗逗孩子；孩子哭了就叫唤："你们怎么带孩子的，孩子哭啦？"光动嘴不动手……

看到这里，作为新妈妈的你可能非常恼火："我刚生完孩子，为什么就没有人照顾我的情绪？！关心我的感受？！"有一句话叫"为母则刚"。咱们先不管别人做得怎样，先多想想自己，能不能为孩子为家多付出一些？几乎我身边所有的妈妈生孩子并亲历抚养艰辛的，对此都有深深的自豪感。她们常常互相开玩笑："咱们连孩子都'敢'自己生自己养，咱还怕啥！"

　　内部稳固之后，就可以专心解决外部问题了。休完产假后工作内容发生了变动，这其实是非常正常的现象。任何人因为任何事情离开原来的工作岗位几个月，都会碰到同样的事情。这时候，我的建议是努力适应新的工作环境和工作内容，在新的工作岗位凸显你的能力后再试图转到喜欢的工作岗位。如果抱着一种凑合的心态任何事情都不会干好，反而会让同事以为你的能力只能干干边角料的活。

　　当然，新妈妈也要注意自己的情绪，不能将它们都积压在心里，这样也是很危险的，巨大的压力甚至会威胁新妈妈的生命安全。我有一些小方法，希望能为新妈妈缓解压力带来一些帮助。

　　第一，要保证自己有充足的睡眠。睡眠不足，就会无精打采，疲惫不堪，头昏脑涨，烦躁不堪。所谓"办法总比问题多"，针对睡眠不足的问题，有办法的产妇还是非常多的。我们不妨借鉴借鉴，也学她们见缝插针地补个觉。现在网购很方便，有一个新妈妈就在网上买了很多小家电，比如专门洗孩子衣服的小洗衣机、奶瓶消毒器、智能吸尘器等，这样自己就从很多的琐事当中解放出来了，也能跟着孩子一起打个盹了。还有一个妈妈，她在搞清孩子作息规律这件事上特别有心：她把孩子每天吃奶的时间、换尿布的时间都记录在册，这样对自己一天要干的事情就比较清楚了，也能轻松安排自己的休息时间了。有的妈妈对精油比较敏感。妊娠期对精油的使用有限制，但生完后限制就少多了，有个妈妈的办法是在房间里点一些香薰，借此安抚自己情绪，这样睡眠质量也提高了。

　　第二，为自己的生活做好计划。有了孩子，家务会比以前多许多倍。面对铺天盖地琐碎繁杂的家务，你可以先抽点时间，按事情的轻重缓急来给每天的工作做个计划；最重要的事情优先处理，再处理次重要的。把每件事都妥善安排，这样你就会赢得更多的时间，心情上也能轻松从容一些了。

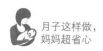
第三，调节自己的饮食。有些食物，比如鸡、贝类、巧克力、瘦肉、鱼、全麦面包等，是可以调节情绪的。平时多吃这些食物，就可以在摄取丰富营养的同时，也悄然改善了心情。

第四，加入"组织"。可以尝试加入一些社会上有组织的育儿活动，比如"亲子乐园"、"妈妈俱乐部"，在这些地方不仅可以得到比较专业的育儿指导，同时还能与身份相同、经历类似的妈妈沟通，真是好处多多。

第五，适当娱乐。孩子只是人生的一个方面，不要把自己完全交给孩子。不妨让家人照管一下宝宝，给自己放个假，逛逛街，看场电影，让精神也呼吸一点新鲜空气。

第六，多进行户外运动。足不出户的封闭单调的育儿环境，是诱发新妈妈妇不良心情的直接因素。即使在冬天，只要条件允许，新妈妈也应该多到户外走走。新妈妈带着宝宝，去公园看看景色，在阳光下散散步，和偶遇的其他妈妈们聊聊天，交流经验与体会，心情会开朗许多。

第七，求助医生。如果新妈妈的忧郁情绪持续存在甚至加重，就要尽快寻求专业人士的帮助，接受一些药物和心理方面的治疗和疏导，控制忧郁情绪的发展。

月子
小贴士

妈妈应多学习育儿知识。不要把孩子的养育寄托在月嫂、育儿嫂身上或者自己妈身上，新妈妈一定是承担最多的人。

附：爱丁堡产后抑郁量表（EPDS）

爱丁堡产后抑郁量表（EPDS)是应用广泛的自评量表，包括 10 项内容，根据症状的严重度，每项内容分4级评分(0 1 2 3分)，于产后6周进行，完成量表评定约需5分钟。10个项目分值的总和为总分。总分在10～12者可能患有不同程度的抑郁性疾病。总分相加≥13分者可诊断为严重产后抑郁症。

在过去的7天内：

1. 我能看到事物有趣的一面，并开心地笑。（　　）

A. 同以前一样

B. 没有以前那么多

C. 肯定比以前少

D. 完全不能

2. 我欣然期待未来的一切。（　　）

A. 同以前一样

B. 没有以前那么多

C. 肯定比以前少

D. 完全不能

3. 当事情出错时，我会不必要地责备自己。（　　）

A. 没有这样

B. 不经常这样

C. 有时候这样

D. 经常这样

4. 我无缘无故感到焦虑和担心。（　　）

A. 一点也没有

B. 极少这样

C. 有时会这样

D. 大部分时候会这样

5. 我无缘无故感到害怕和惊慌。（　）

A. 一点也没有

B. 不经常这样

C. 有时候这样

D. 相当多时候这样

6. 很多事情冲着我来，使我透不过气。（　）

A. 我一直像平时那样应付得好

B. 大部分时候我都能像平时那样应付得好

C. 有时候我不能像平时那样应付得好

D. 大多数时候我都不能应付

7. 我很不开心，以至失眠。（　）

A. 一点也没有

B. 不经常这样

C. 有时候这样

D. 大部分时间这样

8. 我感到难过和悲伤。（　）

A. 一点也没有

B. 不经常这样

C. 相当时候这样

D. 大部分时候这样

9. 我不开心到哭。（ ）

A. 一点也没有

B. 不经常这样

C. 有时候这样

D. 大部分时间这样

10. 我想过要伤害自己。（ ）

A. 没有这样

B. 很少这样

C. 有时候这样

D. 相当多时候这样

测试计分说明：

A 计 0 分，B 计 1 分，C 计 2 分，D 计 3 分

你测出的分数：＿＿＿＿＿＿＿

EPDS 测查评分解释：

得分范围 0 ～ 30 分，9 ～ 13 分作为诊断标准。

总分相加≤ 9 分，情绪很好，没有产后抑郁症，继续保持。

总分≥ 9 分同时＜ 13 分，产后抑郁症：建议多自我调节，家人也要多配合；如有必要可找专业人员进行疏导。

总分≥ 13 分，严重产后抑郁症：建议及时进行综合干预，最好到专业机构进行疏导治疗。

chapter 4

产后疾病预防，遇难成祥

1. 产后检查，排查产后疾病

现在的围产期保健大家都做得很好，都会谨遵医嘱，按时产检，但是产后检查这块就没有那么受人重视了。有一部分人觉得孩子都健康生下了，妈妈也挺好的，还有什么需要检查的呢？也有一部分人就是害怕去医院，害怕做检查，以为去医院就是生病了，就会有痛苦。这两种想法都是有偏差的。

前几天我就"押"了一个产妇去我们医院做产后检查。她是老家那边的亲戚，不愿意做检查的理由是："杨大姐，我害怕产后检查的时候把阴道撑开，觉得会把伤口撕裂，我还是不要去做检查了。"本来产后42天就让去做的，结果愣是拖到第55天，我实在看不下去了，只能亲自"押"着她去了。其实也就是做了个B超，看看子宫长得怎么样，然后取个白带，也不会痛苦啊。等到检查结果出来时，这位产妇傻眼了：B超表明她恢复得并不够好，子宫大，有淤血，还有盆腔积液。"幸好听您的话来做产后检查了。"事后，她一遍遍这样对我说。

可见，产后检查虽然会让你感到小小不适，却十分重要，尤其对妊娠期间

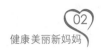

有严重并发症的产妇更是如此。过去医疗没那么发达，除了生孩子本身产妇被说成是"鬼门关走一遭"外，产后各类并发症也严重影响产妇以后的生活乃至生命安全。现在不一样了，产后检查能及时发现产妇的多种疾病，还能避免产妇的病情对婴儿健康造成的影响，同时还能帮助产妇及时采取合适的避孕措施。

正常情况下，产后42天除乳房外，产妇其他器官会恢复到孕前的状态。因此，医生都会让产妇在产后42～56天到医院做一次全面的检查，目的是检查产后身体，特别是生殖系统恢复的状况。当然，根据孕期和分娩方式的不同，不同的产妇检查内容可能有些微的差别。

比如孕期有高血压情况的产妇，我们会监测血压，看她产后有没有恢复正常。一般的妊娠高血压是妊娠期特有的疾病，产后血压会逐步恢复正常。如果产妇血压还是持续增高，就要去看内科了。

如果是剖腹产的产妇，我们会看看她的腹部切口情况，有的时候腹部切口可能回家还有冒水等情况；如果有侧切的，我们也要看看她的会阴切口恢复得好不好。我们还有一个内诊，检查产妇阴道情况。因为孕期女性的整个盆腔都处在一个松弛的状态中，产后如果用力不当或运动不当，容易造成阴道的脱垂和子宫的脱垂；我们还要看产后的宫颈有没有炎症，子宫有没有恢复到正常的大小。还有一个是恶露的情况。到42天的时候，如果子宫恢复到正常水平，那么恶露是完全消失的。

另外，医生还会检查产妇的乳房，指导产妇母乳喂养。会问产妇乳汁分泌的情况，奶够不够吃，乳房有没有硬结，是否有乳腺炎等。有的产妇恢复特别快，但奶水却不太好，那可能恢复了排卵功能，这个时候我们还要指导她科学避孕。

具体说来，产后检查会有这些内容：

体重。如果发现体重增加过快，就要适当调整饮食，减少主食和糖类食物

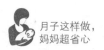

的摄入量，增加蛋白质和维生素含量较丰富食物的食用。

盆腔器官。检查盆腔器官，看看子宫是否恢复正常，阴道分泌物的量和颜色是否正常，子宫颈有无糜烂，会阴和阴道的裂伤或缝合口是否愈合等。

血压。如果血压尚未恢复正常，应该及时查明原因，对症治疗。

特殊产妇。对于有合并症的产妇，比如患有肝病、心脏病、肾炎等，应到内科检查。对怀孕期间有妊娠高血压综合征的产妇，则要检查血和尿是否异常，检查血压是否仍在继续升高。如有异常，应积极治疗，以防转为慢性高血压。另外，对于产后无奶或奶少的产妇，医生会进行饮食指导，或给以药物治疗。

产妇情况		婴儿情况	
血压： mmHg 体重： kg 尿常规：			
乳房： 乳汁： 血色素：		头部：囟门 心肺：	
转经：已 未 恶露：		腹： 脐带：	
腹部切口： 会阴伤口：		生殖器： 皮肤：	
盆底托力： 阴道：		四肢：	
宫颈： 宫体：		喂养： 大小便：	
附件：		其他：	
计划生育：		预防接种： 卡介苗：	
		建议：	
签名：		签名：	

月子
小贴士

医生都会让产妇在产后 42 ~ 56 天到医院做一次全面的检查，目的是检查产后身体，特别是生殖系统恢复的状况。

2. 预防产褥热，需阻止细菌逆行

产褥热，医学上称为产褥感染。以前卫生条件差，产褥热是很可怕的，英国国王亨利八世有两个妻子都是因为产褥热而去世的。在 18 至 19 世纪的欧洲，除了肺结核，适龄妇女致死的头号杀手就是产褥热。即使现在，产褥热依然会威胁产妇的生命。我看过有关方面的统计，从 1985 年至 2005 年这二十年间，英国每十万个产妇就有 0.45% ~ 0.85% 是因为产褥热而死亡的。在我工作的时候，产褥热也很常见，尤其是郊区县的农民，医疗条件有限，卫生条件不好，月子坐得也不科学，很容易发生产褥热。但现在不一样了，听年轻的医生护士介绍，现在发生产褥热的产妇已经非常少了，这是一个非常好的改变。

我们正常的女性，阴道有自净能力，对外界有一定防御能力。但是产褥期不同。产妇本身就是最虚弱的时候，再加上刚生完孩子，子宫口还开着，因为恶露要从这个通道出来。这个时候如果环境不干净，细菌就有可能逆行上去，感染子宫，我们叫产褥感染。

产褥感染有什么表现呢？首先，恶露味臭。平时的血性恶露、浆性恶露就像月经一样，有点铁锈味，但产褥感染时恶露是有臭味的。

其次，病人有发烧、发热的表现。生完孩子后的 24 小时，产妇体温会略有上升，但也不会超过 38℃。生完后的 3 ~ 4 天，还可能出现一个泌乳热，就是妈妈乳腺管开始泌乳，同时伴随 37.8℃ ~ 39℃ 的发热。但它持续时间不会长，4 ~ 16 小时体温就会降到正常水平。

再次，产妇会有疼痛感。像会阴、阴道、腹部的伤口、子宫切口，这些地

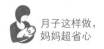
方都是容易发生局部感染的地方，一旦发生感染就会有痛感。

如果这三种情况同时出现，基本可以确定为产褥感染。如果产妇发烧发热是因为感冒或者其他的感染，比如肺部感染、伤口感染、乳腺炎等，恶露是不会有臭味的。所以，如果产妇产后发烧，我们排除掉感冒，排除掉其他的感染，局部有疼痛，恶露有臭味，那就要考虑产褥感染了。得了产褥热，一定要及时找医生治疗，用针对性强、敏感性高的抗生素对抗细菌。

虽然现在产褥感染少了，但我们也不能忽视，最好是防患于未然。首先是产妇的个人卫生。产妇在产褥期出汗多，应该经常洗澡（采用淋浴），常换内衣被褥；居室清洁、明亮、通风好，温度及湿度适中。换下来的内衣裤、被褥洗后要经过消毒杀菌处理。

保持会阴部的卫生。产后会阴部可能因分娩时先露部位压迫及助产操作发生局部轻度充血、水肿，有时可能有会阴裂伤或侧切伤口，再加上产后不断有恶露流出，如果不注意会阴部位的清洁卫生，很容易引起感染。因此，产后要经常用温水冲洗会阴。如果没有伤口，拿专用的清洁盆，每天早晚用温开水清洗两次就可以了。如果有产伤的，那就按照前面讲到的方法，用1：5000的高锰酸钾水冲洗。勤换会阴垫纸，不要让湿渍浸蚀会阴。会阴肿胀厉害的产妇还可以用温热的毛巾热敷以助消肿，产后5～6天就可以开始，每天3次。

同时也要注意营养丰富、平衡，不要专吃高蛋白、高脂肪的饮食。饮食结构要科学合理，蔬菜、水果中含有丰富的维生素及矿物质，要有适当的比例。

另外，身体没有恢复前，最好不要有性生活。建议等产后复诊后，由医师诊断身体已经复原了，再恢复性生活。

月子
小贴士

产褥期是产妇最虚弱的时候，再加上刚生完孩子，子宫口还开着，因为恶露要从这个通道出来。这个时候如果环境不干净，细菌就有可能逆行上去，感染子宫。

3. 产后便秘，食疗 + 凯格尔运动能帮忙

产后便秘已经成了产妇们共同的问题，那么产后便秘究竟是怎么回事？下面来详细给大家分析一下。

正常的排便节奏应该是：产前灌肠的产妇，产后 2 ~ 3 天才解大便；产前没有灌肠的产妇，可能产后 1 ~ 2 天会首次排便。一旦产后超过 3 天没有解大便的，就要注意便秘的出现。如果便秘持续 3 天以上，那就要请医生做一些适当处理了。

便秘有两种情况，一种是大便干结导致的便秘，还有一种情况是大便并没有干结，但就是不容易解下。对于前者，同时伴有面色萎黄或苍白无华、头晕目眩、耳鸣、眼冒金花等贫血症状的产妇，可以食用桂圆水煎蛋，或者选用牡蛎肉、牛肉、牛奶、菠菜、桑葚、蜂蜜、红薯等具有养血安神、润燥滑肠作用的食物。对于后一种情况，产妇通常在平时就心慌气短、全身无力，懒于活动。这种情况下，可以选用牛肉、兔肉、牛奶、花生、熟黄豆、蜂蜜、红薯、芝麻等具有补气润肠作用的食物。例如将牛肉和兔肉切成碎末，加黄豆和大米煮成粥来吃。在进行食疗的同时，还应该养成定时排便的习惯。即使无便可排，也应该每天固定的时间在便桶上坐一会儿，久而久之，就会形成条件反射，养成定时排便的习惯。

便秘时，无论是中医还是西医，都是采用导泻通便的方法。但是，产后大多

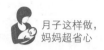
数女性身体虚弱、津液丧失，只能用石蜡油、果导等缓泻剂，或者用开塞露或者用温热的肥皂水灌肠。然而，石蜡油味淡而油腥味重，很难入口，常常服用还会影响食欲；开塞露对于大便干结的便秘疗效并不理想；肥皂水灌肠法在一般家庭中又比较难施行。因此，产后便秘使用食疗的办法是最方便的，治病又增加营养，一举两得。

预防和治疗便秘最好的食物就是我前面提到过的黑芝麻粉。用蜂蜜或者牛奶调黑芝麻粉可以润滑肠道，有助于排便。另外，黑芝麻也有益肝肾的功效。

下面，我再推荐几款简单易做的产后便秘的食疗菜单：

油菜汁

取新鲜油菜洗净，捣绞取汁，每次饮服 1 小杯，每日服用 2 ~ 3 次，可辅助治疗便秘。

芹菜茭白汤

取新鲜茭白 100 克、旱芹菜 50 克，水煎服，每日 1 剂，可辅助治疗便秘。

韭菜粥

韭菜 50 克，粳米 50 克，将韭菜洗净切碎，同粳米共入锅中，加水煮粥，可治疗便秘。

茼蒿汤

取新鲜茼蒿 250 克，做菜或做汤吃，每日 1 次，连续 7 ~ 10 天为 1 个疗程，可辅助治疗便秘。

黄豆皮汁

黄豆皮 200 克，煎水，调入蜂蜜适量，分次服饮，对便秘有一定治疗作用。

荸荠粥

荸荠 250 克，糯米 100 克、白糖 10 克，荸荠去皮、切丁，糯米淘洗干净，将荸荠和糯米入锅中，加水适量，煮成粥，待熟时加入白糖稍炖即成，早晚餐服食，连服数剂，治疗便秘有一定效果。

除了食疗，产妇自己在家能够做的还有运动。运动太少也是产妇容易便秘的一个重要原因。有一个有效的提肛运动——凯格尔运动，只要做法正确且持之以恒，治疗便秘的成功率能达到 70% 左右，而且无论是坐着、躺着甚至站着，都可轻松操作，非常适合产妇来做。

首先，仰躺在床上，双腿膝盖弯曲，类似分娩前做妇科检查的姿势。

其次，收缩骨盆底肌肉，就像平常解小便中途忽然憋住的动作。

最后，持续收缩约 10 秒，再放松 10 秒，如此重复 15 次，每天练习 1 遍。

注意：姿势和用力一定要正确，除了提肛肌群，腹部、大腿、臀部均不需用力。运动次数和收缩强度需要随产妇体质和手术情况而定，最好事先请示医师。

月子小贴士

> 有一个有效的提肛运动——凯格尔运动，只要做法正确且持之以恒，治疗便秘的成功率能达到 70% 左右。

4. 重视产后第一次小便，避免产后尿潴留

一般自然分娩的产妇在产后 4 ~ 6 小时内就可以自己小便了，剖腹产的产妇产后 24 小时拔掉尿管，4 ~ 6 小时内也要排尿。但如果在分娩 6 ~ 8 小时后

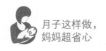
甚至在月子中，仍然不能正常地将尿液排出，并且膀胱还有饱胀的感觉，那么就可能患上尿潴留了。

剖腹产需要插尿管，而自然分娩的时候尿道会受到压迫，阴道和尿道是离得很近的，外阴部有血，尿道随之感染等情况都有可能出现。所以尿频、尿急、尿潴留都是很有可能出现的。

在医院里我们很重视产妇产后的第一次排尿。每个人生完了如果没有排尿，我们都会做上特殊的标志来标记，我们会一再叮嘱产妇排小便后一定要告诉我们。比如，我下午四点钟下班，在我的班上有一个病人上午十点钟生完了，那在我的班上，四点钟之前我就要争取让她把尿排了。如果她始终没排，我就要留着她没有排尿的标志，在交班时我还会跟接班的护士特别说明这位产妇需要排尿。

时间到了，产妇还没有排尿，我们就要帮助她排尿。比如开水龙头，听流水声；或者是轻轻地给她的膀胱以压迫，通过挤压让她把尿排出来。

产妇一定要重视产后的第一次小便，要尽早将其排出。可以多喝一些汤水，使膀胱迅速充盈，以此来强化尿意，同时也有利于尽快下奶。

如果得了尿潴留怎么办？我们可以采用条件反射法：拧开水龙头或用水杯倒水，让"哗哗"的流水声刺激排尿中枢，诱导排尿。

也可以采用局部热敷法：用食盐 500 克炒热，装入布包，趁热敷在小腹部。热敷的时候一定要包裹毛巾，避免局部低温烫伤。也可以用开水熏下身，让水汽充分熏到会阴部，这个方法要注意保持身体不接触热水，以免烫伤。这三种方法都可以促进膀胱肌肉的收缩，有利于排尿。

此外，下面几种办法也是我们常用到的：

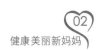

①吹鼻取嚏法：用皂角粉少许，吹入鼻中取嚏，常可使排尿成功。

②加压按摩法：在排尿时按摩小腹部，并逐渐加压，可促进排尿。

③呼吸调息法：吸2次气，呼1次气，反复进行，直到排尿为止。

④通下大便法：用开塞露1支，注入肛门，有便意时排大便，一般尿液会随大便排出。

如果还是不行，我们也会用一些让肌肉松弛的药；还不行就只能插尿管了。

有的产妇不是不排尿，而是尿频。这有可能就是尿路感染了。剖腹产时插尿管是容易引起尿路感染的。发生尿路感染，第一个解决办法就是多喝水，自然地冲洗尿道。我们知道，一个管子如果脏的话，多冲水就能让它干净一些，所以这是最简单的方法。如果病情比较厉害的话，那就要在医生的指导下用抗泌尿系感染的药了。否则，它可能上行感染，导致膀胱炎、肾炎。

有的产妇产后尿失禁了，这可能是产伤引起的尿道的异常，我们不能放任不管，一定要让医生来诊断。

时间到了产妇还没有排尿，我们就要帮助她排尿。比如开水龙头，听流水声；或者是轻轻地给她的膀胱以压迫，通过挤压让她把尿排出来。

5. 产后风湿病，要小心预防

产后风湿病，指女性分娩后或做人工流产术后，因为遭受风湿寒邪入侵而引起肌肉、关节酸困、疼痛的一种病症，看上去很像风湿病，风湿病化验指标

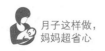
有的正常有的异常。我就有点产后风湿，因为月子里用水太多了，这个实在给我带来了不小的麻烦。

产后风湿的症状主要是产后身体各部位关节疼痛，有的人可能会有眩晕及身体发冷等症状。严重的产后风湿会阻碍子宫的血液循环，导致淤血的产生，降低生殖器官及泌尿系统的机能，影响下肢的血液循环。

为什么产妇容易得产后风湿呢？大体有两个原因。一个原因是因为分娩身体会变虚弱，容易受到风寒侵袭，一般寒气会从下腹部开始向全身扩散。另外一个原因是关节的过度活动。分娩前尽管没有过度活动关节，但产后，如果关节内滑液囊的滑液分泌不良，稍微劳累一点就会出现手腕发麻之类的症状。我就是这种情况。

产后风湿症状多在产后几天或几周出现，但也有人是在体内潜伏几年、十几年，甚至几十年，随着体质变弱后才发病的。

产后风湿要及早治疗，否则非常难治。中医药在降伏产后风湿方面拥有独特的优势。所以，如果出现骨节发冷、关节刺痛等产后痛症状时，建议立即去中医院接受必要的治疗。像我就是我们医院的中医大夫治好的。治疗的时候一般需要配合中药和针灸、推拿、按摩等方法综合来治，而且要坚持治。

古话说要"防病于未然之时"，所以我们最好是不要等得了病再去治，而是做好预防工作。怎么防呢？

1. 小心寒气。产妇居住的房间要向阳、通风、干燥，保持空气新鲜，避开潮湿、阴冷的环境；月子期间做好保暖工作，避免受寒，尤其要防止出汗后受风或着凉；不能吹冷风或是喝凉水，饮食方面也不能吃凉性或刺激性的食物。

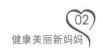

平时要特别注意避免身体劳累或精神刺激。不仅是正常分娩的产妇，剖腹产、自然流产的产妇，也有患产后风的可能性，因此一定要注意。

2. 不要过度活动关节。产褥期一点小小的刺激都会对产妇造成伤害，因此产后 2 ~ 3 周内绝对不能过度活动关节。我就是给我家儿子洗衣服洗多了，虽然用的是热水，但活动过度造成了产后风湿。

3. 服用产后补药。具有产后补益功能的中药对补充产妇气血、帮助产后快速恢复、预防产后病效果显著，但必须在恶露排净后服用，秉持"宁迟勿早"的观念。恶露全部排出之前服用补药反而易诱发产后风湿。

4. 食用适当的补养食品。预防产后风湿的食品有鲤鱼、猪蹄、南瓜等。但补养食品顾名思义是为了补充元气而食用，不能一次吃太多。

5. 坚持正确的坐、立、站、走、睡眠姿势。最近还有研究说高龄分娩、难产、剖腹产、多次流产等也对产后风湿的发生与发展有某种影响，这几类产妇患上产后风湿病的概率明显升高。所以我们女性一定要爱护自己，能早要孩子的就早点要，孕期做好围产保健。

月子
小贴士

具有产后补益功能的中药对补充产妇气血、帮助产后快速恢复、预防产后病效果显著，但必须在恶露排净后服用，秉持"宁迟勿早"的观念。

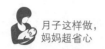
6. 急性乳腺炎的预防和治疗

什么叫乳腺炎？ 乳腺炎是就是女性乳房内腺体的畸形化脓感染和炎症，俗称"奶疖"，中医叫"乳痈"。绝大多数发生于哺乳期的产妇，发病时间常在产后的 3 ～ 4 周。

乳腺炎的发生必须具备两个条件：一个是乳汁排出不畅，淤积；一个是细菌侵入。当乳房单方面发生乳汁排出不畅，但并没有致病的细菌侵入，意味着没有感染，则不会发生乳腺炎。另一方面，有致病的细菌侵入，但乳汁排出很顺畅，那么细菌也根本没有停下来繁殖的时间，即刻顺流而出了，也不可能发生乳腺炎。

急性乳腺炎多数发生在缺乏哺乳经验的初产妇身上。产后的 1 个月内是急性乳腺炎的高发期。而 6 个月后的婴儿开始长牙，这个阶段妈妈的乳头也容易受到损伤，应该小心预防；断奶期更要警惕急性乳腺炎的发生。

因此，奶水排出不畅，淤积，加乳头感染，就使得发生乳腺炎的可能性非常大了。当奶水排出不畅，输乳管被乳汁塞住后，通常会出现局部的硬块，称为乳汁滞留。这种状况出现的主要原因是宝宝吸吮姿势不正确，导致奶水没办法完全被吸出；或者妈妈在喂奶的时候指头挤压了乳房，阻碍了乳汁的流出。如果是乳头破损造成的乳房被细菌感染，那就是感染性乳腺炎。这种状况常是因为宝宝吸吮姿势不对，宝宝在吸不到乳汁的情况下越吸力气越大，将妈妈的乳头咬破，妈妈又没有在哺乳前后做好清洁消毒工作，进而造成细菌感染，使细菌进入了乳腺组织，细菌在乳腺组织内繁殖后造成了乳腺炎。

如果得了急性乳腺炎，起初会感到乳房疼痛，局部出现硬块、胀痛；随着病情的发展，还可能出现怕冷、打寒战的症状，或者体温一下子升高，有时甚至到 39℃ 以上。一般情况下，乳腺炎只发生在一侧的乳房，患病的乳房疼得不能按，局部皮肤发烫、红肿，并且有硬块。同一侧的腋窝处淋巴结会肿大，按压有疼痛感。如果到医院查血常规，会显示白细胞数量明显增高。

如果任由炎症继续发展，症状就会更严重，多数的病人会出现打寒战、高热的症状，乳腺疼得也会更厉害，并常常呈搏动性。乳房表面的皮肤继续红肿发热，并且伴有静脉扩张。查血常规会发现，白细胞的数量更高了。

炎症还有可能逐渐恶化而形成脓肿。脓肿可能是单发性的，也可能是多发性的，甚至可能在先后不同的时间段里形成几个脓肿，使病程迁延。脓肿的位置也会有深浅的不同。表浅的脓肿波动明显，可以向体表溃破，或者直接穿破乳管从乳头排出脓液。而深部的脓肿虽然早期不容易出现波动感，但后果更严重。如果没有及早切开引流，就会慢慢向体表溃破，能引起广泛的组织坏死，也可以向乳腺后的疏松结缔组织间隙内穿破，在乳腺和胸肌之间形成乳腺后脓肿。我见过很严重的乳腺脓肿的病人，开始不重视，等到形成乳腺脓肿后再切开引流，即使这样也老复发，脓液总是干净不了，最后形成了我们常说的脓瘘或乳瘘，非常痛苦。

所以我们首先要避免乳汁淤积，每次哺乳后尽量让宝宝把乳汁吸空，如果孩子吸不完，就用吸奶器排尽乳汁。

同时，要防止乳头损伤，并保持乳头清洁。注意宝宝的口腔卫生，当乳头有破损或皲裂时，在乳头涂点花椒油，能止痛还能预防感染并促进伤口愈合。另外，妈妈要控制每次喂奶的时间，最好不超过 20 分钟，因为宝宝口腔中也是

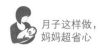
有细菌的，如果皲裂的乳头长时间停留在宝宝嘴巴里，细菌可能通过破损的皮肤感染乳房。哺乳后应及时清洗乳头。养成定时哺乳的习惯，不让宝宝含着乳头睡觉。

万一发生了急性乳腺炎，妈妈也不要慌，只要医生没有说就不需要停止母乳喂养。因为停止哺乳不仅影响婴儿喂养，而且会增加乳汁淤积的机会。所以，在感到乳房疼痛、肿胀甚至局部皮肤发红时，不但不要停止母乳喂养，而且还要勤给孩子喂奶，让孩子尽量把乳房里的乳汁吃干净。

当乳腺局部化脓了，这时候患侧乳房就应该停止哺乳，用正确的手法把奶挤出来，或者用吸奶器把乳汁排空排尽。与此同时，仍可让孩子吃另一侧健康乳房的母乳。只有在感染严重或脓肿切开引流后，以及发生乳瘘时才应完全停止哺乳，并按照医嘱积极采取回奶措施。

注意，当发生前面的一些症状时，要及时到医院就医，避免发生严重的后果。

我们一定要避免乳汁淤积，每次哺乳后尽量让宝宝把乳汁吸空，如果孩子吸不完，就用吸奶器排尽乳汁。

chapter 5

产后锻炼，美丽就要刻意经营

1. 产后运动，做到恰当得法

产后运动是有好处的，前面已经讲过。但是任何运动都有潜在的危险性，尤其是对于体质虚弱的产妇。因为不恰当的运动可能会产生反效果，甚至对产妇造成伤害。因此，在进行产后运动前，最好先咨询一下医生。

> **从产后第二天开始，产妇可以在床上做的简单运动**

肢体活动：在床上做抬头、伸臂、抬腿等运动，小幅度地活动四肢，放松关节；每天做 4 ~ 5 次，每次 5 ~ 6 下。

肛门收缩：在任意时间，都可做收缩肛门及憋尿的动作，以促进盆底肌肉张力的恢复；每天 30 ~ 50 次。

胸膝卧位：为预防后位子宫的形成，顺产产妇生产后 24 小时，在早晨起床前或晚上睡觉前，各俯卧 15 分钟；从产后第 10 天起，早晚各做一次胸膝卧位。

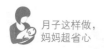
做的时候以胸部贴床，抬高臀部，让膝关节呈90°角左右；开始的时候每次保持
2 ～ 3 分钟，之后逐渐增加到 15 分钟。

仰卧起坐：自产后一周开始，可以做仰卧起坐运动；重要的是每天坚持，以
逐步促进腹肌的恢复。

需要注意的是，在怀孕和哺乳期间，母体的钙质很大部分都输送给了婴儿，所以
产后很可能会出现一段时间的关节松弛，特别是母乳喂养的新妈妈。所以，产妇应该
注意保护关节，尽量不做单脚、单手用力的动作，比如单脚跳跃、单手抱小孩等。

产后的任何活动都应该逐步进行，每天坚持，以产妇不感觉过于疲劳为原
则。假如感觉有异常情况，要延迟锻炼或暂停锻炼。

虽然产后尽早下床运动有很好的康复作用，但产妇一定要根据自身情况来
适量运动。有些爱美的产妇急于恢复身材，在产褥期里就开始进行大运动量的运
动，或者做一些比较剧烈的运动。殊不知，这样很可能影响还没有康复的器官恢
复，还有可能影响剖腹产的刀口愈合。

产后刚刚下床可以做几种简单的运动

呼吸运动：第一步，平卧，双手置于身体两侧。第二步，吸气，扩胸收腹，
两臂慢慢高举至床头。第三步，呼气，手臂和扩胸肌复原。

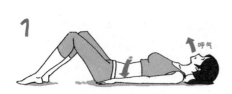
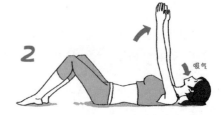

抬头运动：第一步，平卧，双手托头部。第二步，利用腹肌收缩力前屈颈部，使颈部尽可能接触胸部，重复数次。

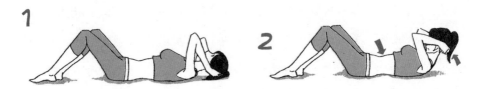

屈腿运动：第一步，仰卧，双臂置于体侧。第二步，双腿屈起，使大腿尽力靠近腰部。第三步，慢慢复原，重复数次。

缩肛运动：第一步，仰卧，屈膝。第二步，有节奏地抬高臀部，并模拟排解大便后的缩肛运动，重复数次。

仰卧屈膝运动：第一步，仰卧，双臂弯曲置于头下。第二步，双腿屈起，然后慢慢放平，有节奏地重复。此运动一般在产后 10 天开始做，可预防子宫后倾。

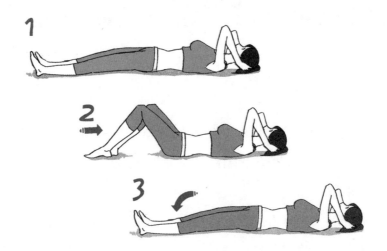

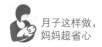
前面说过，顺产的产妇生完 24 小时就可以下床做些轻微活动了，当然，除非有明确的医学原因必须卧床的。早下床活动的好处有很多：可以促进宫内积血的排出，从而减少各种器官感染的机会；产后血流缓慢，身体容易出现血栓，早下地活动的话，可以增强组织代谢，促进血液循环，防止血栓形成。这一点对于有心脏病及剖腹产的产妇尤为重要。另外，产妇尽早下地活动还能锻炼肌肉，进而加强腹壁肌肉的收缩力，使生产后的腹壁松弛情况得到及时改善，极有助于新妈妈早日恢复苗条的身材，有效防止产后肥胖的发生。

剖腹产产妇一般第一个 24 小时必须卧床休息，第二天可以在床上活动或扶着床边走，第三、四天可以下床，以后活动量应逐渐增加。

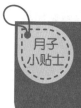

月子
小贴士

在怀孕和哺乳期间，母体的钙质很大部分都输送给了婴儿，所以产后很可能会出现一段时间的关节松弛，特别是母乳喂养的新妈妈。所以，产妇应该注意保护关节。

2. 帮子宫复原的正确运动

判断分娩后产妇的身体是否恢复到孕前状态，首先要看子宫是否复旧了。

坐月子期间，产妇的整个身体系统，尤其是生殖系统会产生很大的生理变化，尤其是子宫。

整个孕期，孕妇体内变化最大的莫过于子宫了。子宫腔的容积会由怀孕前的 5 毫升增大到孩子足月时的 5000 毫升，子宫的重量由怀孕前的 50 克增加到足月时的 1000 ~ 1200 克。等到胎儿、胎盘娩出后，子宫必须逐渐恢复到怀孕前的状态，这个过程我们称为子宫复旧。子宫复旧的快慢速度，与产妇产程的长短、产妇的年龄、产妇的身体健康状况、分娩次数、分娩方式以及是否哺乳都有一定关系。

为了使子宫保持正常的位置，预防产后子宫变位，我们可以在产后进行子宫复旧运动。这里介绍一下子宫复旧运动的做法。请记住，分娩后的子宫复旧运动应该循序渐进，量力而行，如果急于求成只会适得其反。

子宫复旧运动的步骤

1. 双掌相互重叠，平放于小腹部，然后稍用力朝顺时针方向摩动 30 圈；接着再逆时针方向继续摩动 30 圈。

2. 用拇指揉压脐下一寸半位置的气海穴和脐下三寸处的关元穴各 1 分钟。

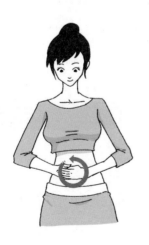

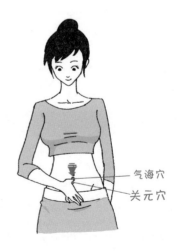

气海穴
关元穴

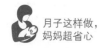

3.将两手手掌平放于下腹部，左手在下，右手在上，两手重叠。吸气的同时用力压腹，并配合最大限度的腹式呼吸。也就是在吸气时，让腹部鼓起，而呼气时，则使腹部凹陷。

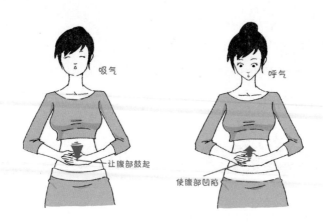

4.每日2次，每次15分钟。

需要注意的是，产后休息时，要注意卧位姿势。平时产妇最好采取侧卧位。

为了利于子宫复原，产妇早晚可以采用俯卧位躺15分钟左右。产后10天起，早晚可以各做1次胸膝卧位。具体的做法，前一节已经讲过，这里就不再赘述了。

注意，有心脏病、高血压的产妇吃饱饭后就不要做胸膝卧位了。

子宫复旧 + 塑形步骤

子宫复旧操也能促进子宫复旧，还有塑形的效果。

1.仰卧床上，让两膝关节屈曲，然后两脚掌平放在床上，把两手放在腹部，进行深呼吸运动，让肚子一鼓一收。

2.仰卧床上，然后两手抱住后脑勺，稍抬起胸腹，然后把两腿伸直上下交替运动，幅度由小到大，由慢到快，连做 50 次左右。

3.仰卧床上，用两手握住床栏，两腿一齐向上跷。注意，膝关节不要弯曲，脚尖要绷直，而两腿和身体的角度最好达到 90°。跷上去后稍停一会儿再落下来，如此反复进行，直到感到腹部发酸为止。

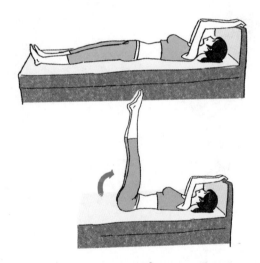

4.把两手放在身体的两侧，用手支撑住床，让两膝关节屈曲，两脚掌蹬住床，把臀部尽量向上抬，抬起后停止，大约 4 秒钟后落下；然后休息一会儿再继续。

5.手放在身体两侧，把两腿尽量向上跷，跷起来感觉像蹬自行车一样两脚轮流蹬，直到两腿酸沉为止。

6.站立在床边，用两手扶住床，两脚向后移。让身体形成一条直线，然后两前臂屈曲，把身体向下压，停大概两三秒钟后，两前臂伸直，身体向上起，如此反复进行 5 ~ 15 次。

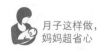
7. 让一条腿立在地上，支撑起整个身体的重量。而另一条腿则弯曲抬起，然后用支撑身体的那条腿连续蹦跳，每次 20 ～ 30 下，两条腿交替进行，直到腿酸为止。

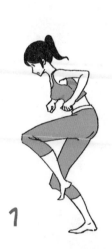

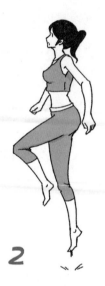

月子
小贴士

分娩后的子宫复旧运动应该循序渐进，量力而行，如果急于求成只会适得其反。

3. 体质虚弱产妇，要练专属运动操

分娩后，产妇的身体还没有完全恢复，如果过早地进行长时间运动，会使盆腔韧带发生松弛，严重时甚至会导致子宫脱垂。患上子宫脱垂后，常会感觉外阴、下腹和阴道处有向下的坠胀感，并会伴有腰酸背痛。站太久或者大活动

量后，这种感受会更加明显；假如病情继续加重，还有可能影响日常活动。通常这种症状不会在运动后马上出现，而会在以后逐渐显现。

我们要安全地运动。不论做什么运动，首先要注意的就是运动量的大小，做常规的盆底肌肉锻炼同样如此。产妇应该根据自己的身体状况，以不累不痛为准则，切忌急于求成，使自己过于疲劳。如果运动中阴道出血，并且血液颜色鲜红，或者血量突然变大，都要立即停下来休息，同时要马上咨询医护人员。

尤其是体质虚弱的产妇，运动时更要防止发意外情况。哪些产妇属于需要格外注意的体质虚弱者呢？第一，体虚，潮热汗多的产妇；第二，血压持续升高的产妇；第三，有较严重的心、肝、肺、肾疾病的产妇；第四，贫血及有其他产后并发症的产妇；第五，剖腹产的产妇；第六，会阴严重撕裂的产妇；第七，产褥感染的产妇。

体质虚弱的产妇盲目地运动，可能会发生意外情况，并不是说，这种类型的产妇就不可以运动了。体质虚弱的产妇及时进行适当活动有助于体力恢复、排便以及排尿，可以避免或者减少静脉栓塞的发生，还有助于骨盆底及腹肌张力的恢复，避免腹壁皮肤过度松弛。但是，由于体质虚弱，产后锻炼更应循序渐进。这样的产妇可以先进行舒缓的运动，然后逐渐加大运动量与运动强度。

分娩后一个月内，体质虚弱的产妇应该以室内运动为主，之后再逐渐进行并延长户外运动的时间。室内健美操对于促进产妇分娩后各脏器恢复、体质恢复，尤其是生殖系统的恢复有着明显的作用。分娩后24小时就可以开始运动了，每天2次，每次10分钟就可以。下面是体质虚弱产妇的专属运动操：

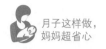
头颈部运动：平躺，头抬起，然后试着用下巴靠近胸部，保持身体其他各部分不动，再慢慢回原位。重复 10 次。

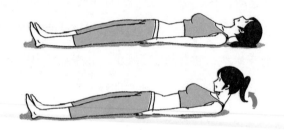

这种运动有助于新妈妈收缩腹肌，使颈部和背部肌肉得到舒展。

胸部运动：平躺，手平放两侧，将双手向前直举，双臂向左右伸直平放，然后上举至双掌相遇，再将双臂向下伸直平放，最后回前胸复原。重复 5 ~ 10 次。

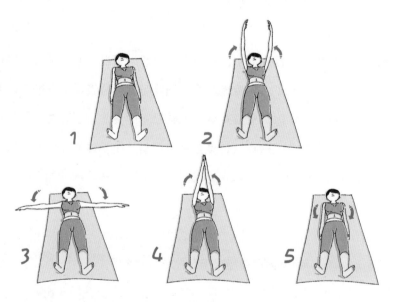

这样可以使乳房恢复弹性，预防松弛下垂。

腿部运动：平躺，举右腿使腿与身体呈直角，然后慢慢将腿放下，交替同样动作，重复 5 ~ 10 次。

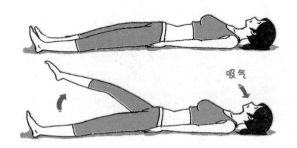

运动目的是促进子宫及腹肌收缩，并使腿部恢复较好曲线。

阴道肌肉收缩运动：平躺，屈双膝使小腿呈垂直，两脚打开与肩同宽，利用肩部及足部力量将臀部抬高成一个斜度，并将双膝并拢；数 1、2、3 后再将腿打开，然后放下臀部。重复做 10 次。

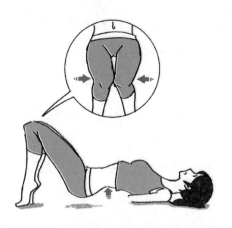

这个运动可以使新妈妈的阴道肌肉收缩，预防膀胱、子宫、阴道下垂。

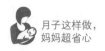
产妇运动后不要马上喂孩子。建议妈妈尽量在运动前给孩子喂奶，如果孩子暂时不饿也可以先把奶吸出来装好放到冰箱，等孩子要喝奶的时候热一热给孩子喝。

月子
小贴士

分娩后，产妇的身体还没有完全恢复，如果过早地进行长时间运动，会使盆腔韧带发生松弛，严重时甚至会导致子宫脱垂。

4. 产后塑形运动，打造"S"形身材

臀部大、小腹凸、大象腿、水桶腰、胸部松弛……凡此种种，每一样都是产后爱美女性心头的大烦恼。产后如何瘦身是很多爱美女性苦恼的问题，减去怀孕时期增长的体重确实很重要，否则在未来变得超重或肥胖的可能性会非常大。很多人为了产后尽快恢复体形，去美容院借助仪器瘦身。可是，依靠这种办法，效果很难持久，运动才是塑造"S"形身材的不二法门。

腹部锻炼：由于胎儿在子宫内生长发育时，会过度拉长和伸展腹壁肌肉，这样会引起腹部肌肉弹性实质性的降低，从而导致腹部肌肉严重松弛。如果不经过锻炼，腹壁肌肉的弹性就不能复原，进而可能形成悬垂腹，整个人的形象就会变成大腹便便。要想使腹部健美，必须消除腹部多余的脂肪，使腹肌发达，保持一定的紧张度。而最简单、最经济、效果最好、无任何副作用的体形恢复策略，就是在产后尽快做有利于锻炼腹部肌肉的运动。

1.腹肌收缩运动三部曲

①仰卧，两臂上举达头的两侧并与双耳平行。

②深吸气，腹肌收缩，使腹壁下陷，并使内脏提向上方。

③慢慢呼气，两臂复原。

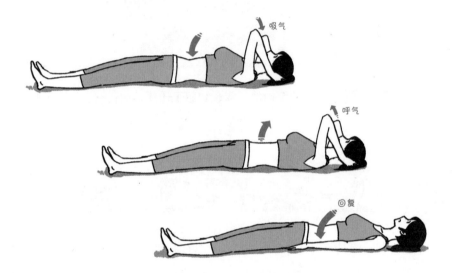

2.美腹的船式瑜伽运动

①仰卧，两腿伸直。

②两臂平放体侧，掌心向下。

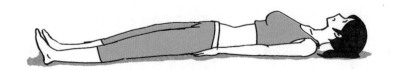

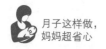
③吸气，同时将头部、上身躯干、两腿和双臂全部抬起来，离开地面。

④双臂向前伸直且与地面平行，一边蓄气不呼，一边尽量长久地保持这个姿势，以不勉强费力为准。

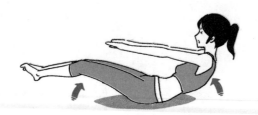

⑤一边慢慢呼气，一边渐渐地把双腿和躯干还原，放松全身。重复此练习3次。

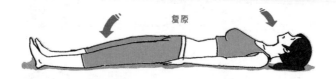

复原

恰当的腹部锻炼除消耗腹部脂肪外，还有助于腹部器官和肌肉的恢复，并有助于促进肠道蠕动，改善消化功能。同时，做美腹操要做到位，以能体会到肌肉在用力地伸展与收缩为准。

腰部锻炼：由于有坐月子食补的传统观念，产后很容易摄取过多的脂肪和胆固醇，"水桶腰"成了产后很多女性的噩梦。这就需要我们做一些产后瘦腰的运动。

1. 坐姿转体

①基本坐姿。背部挺直，头与颈部抬高，肩膀放松，腹部收缩。

②双手拿着面纸盒或其他替代物，先将身体向右转，将面纸盒置于地上，停留10～15秒钟，回到中间后，再转向左边，反复进行3～5次。

③当持续一段时间的训练后可将面纸盒放置在较远的位置。

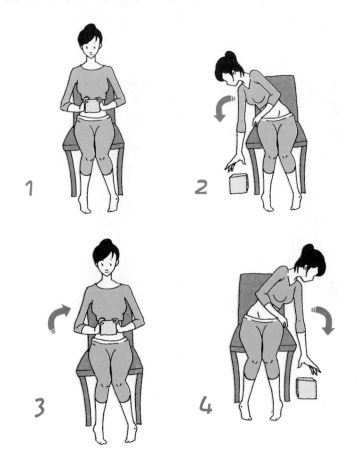

2.站姿体侧下弯

①基本站姿。双脚打开比肩略宽，吸气收腹夹臀，双手置于大腿两侧。

②从右边开始，双眼直视前方，身体上半身往右边侧下，右手贴着大腿往下滑，肩膀保持平衡，不可往前倾斜，至个人的极限定点后略停。

③回到中间换左边继续进行。

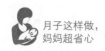
④侧弯那一侧的手可再拿哑铃,加强下拉的力量。可视个人能力决定转动幅度,柔软度越好者,越转向后面。

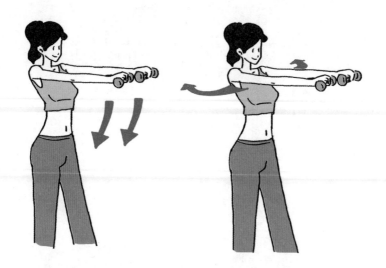

3.站姿转体

①双脚打开与肩同宽,吸气缩腹夹臀,双手拉毛巾,保持比肩略宽,拉紧,双手伸直与肩同高,并与地面成平行。

②半身保持平稳,先向右转,转动时肩部保持平衡不耸起。旋转角度可视个人身体状况而定,可逐渐增加转动幅度。

③右转到极限后,回到中间,再向左转,反复进行3 ~ 5次。

④拉毛巾侧转时,转到自己能承受的程度即可,然后再慢慢提高难度,让腰转向更后方,且静止在这个动作。注意做此动作时,脚尖与膝盖仍保持向前,不可跟着腰部向后转动。

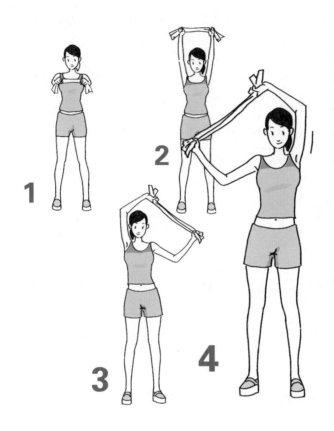

4. 躺姿屈膝

①面朝上，身体放松躺在地板上，膝盖微微屈起。这时，大腰筋处于松弛
状态，脊椎骨则处于垂直拉伸的状态。

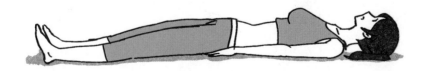

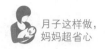

②大腿和膝盖用力，收拢两腿。一边慢慢吐气，一边将膝盖接近胸部。这时大腰筋收缩的重点是要运动骨盆、拉伸后背。

③脚尖与腿部呈 90°弯曲，向腹部、臀部、大腿和膝盖内侧用力，保持这个姿势大约 5 秒钟。

④一边吸气，一边慢慢让腿回到步骤 2 的状态，最后，再回复到最初的位置。坚持练习，很快就会有效果的。

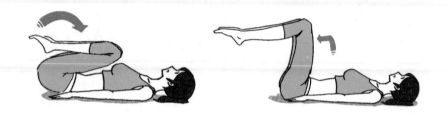

臀部锻炼：产褥期过后，相当一部分女性会因脂肪堆积，造成臀部肥大，给人臃肿的感觉；而另一部分女性则又会出现臀部干瘪、肌肉下垂的现象，失去女性的曲线美。为了恢复强健而富有弹性的臀部，产妇须坚持做臀部健美操。

1. 趴卧抬腿动作

趴卧，膝盖伸直，双腿交替抬高，每次 20 下，一天至少 2 次。

注意：可运动到臀部及大腿的肌肉。

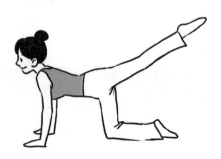

2.伏地挺身运动

如一般传统之伏地挺身，双手撑地，膝盖伸直，双手手肘再弯曲伸直，身体上下移动，每次 20 下，一天至少 2 次。

注意：可运动到上肢、腹部及臀部的肌肉。

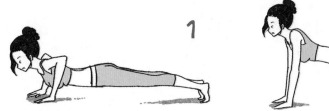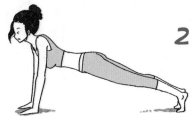

3.臀部按摩

站立时，将手置于臀部，由上往下推臀部，或由下往上推。

注意：由上往下推有助于局部细胞活化，可增进肌肉弹性；由下往上，则可美化臀部曲线，可交替进行。

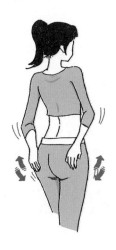

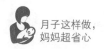

4. 爬行运动

手撑起上半身，屈膝，趴于地，类似擦地状。

注意：产妇可用护膝，避免受伤。

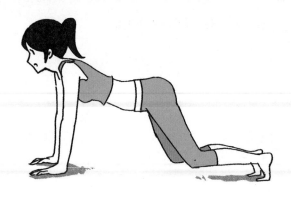

5. 腿部运动

①身体平躺、双手平放。

②左右足配合呼吸，轮流向上举起 30°，吸气时脚上举，吐气时脚下放。

注意：运动时膝与脚尖均需放平，不可弯曲，刚开始时速度宜慢，然后可按身体状况逐渐加速。

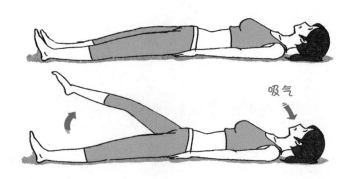

吸气

6. 美臀运动

①平躺于地，双手抱左膝，将左膝靠向腹部，再换右脚。

②以手抱双膝，同时靠向腹部。

注意：两腿可交换做，也可以同时做，可美化臀部及收缩小腹。

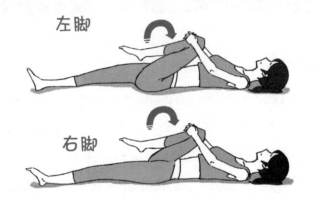

左脚

右脚

7. 转臀运动

①身体躺卧，双脚合并，屈膝。

②手肘平放于地，双膝向左下压地板，并左右来回做。

注意：下压双膝时，脚尖应尽量定足不动，功效较佳。

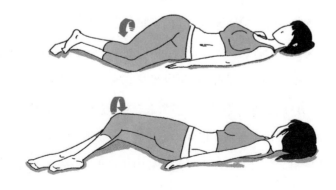

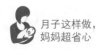

由于胎儿在子宫内生长发育时，会过度拉长和伸展腹壁肌肉，这样会引起腹部肌肉弹性实质性的降低，从而导致腹部肌肉严重松弛。如果不经过锻炼，腹壁肌肉的弹性就不能复原，整个人的形象就会变成大腹便便。

5. 收腹带，平坦小腹再造利器

从医学角度来说，腹带的作用有其两面性，合理使用才能起到良好的效果。

由于女性在怀孕和生育过程中，腹肌过度伸张，会造成产后女性腰部肌肉松弛，松弛的腹肌如不能很好地还原复旧，多余的脂肪最易堆积，导致腹部隆起下坠，形成俗称的"沙包肚"。我们稍稍观察就会发现，腹部确实是产后女性最容易变形的部位。现在流行的束腹带能在一定程度上缓解这个问题。

分娩后由于产妇身体虚弱，体内各韧带弹性没能立即恢复，很容易导致内脏，比如胃、肾、子宫、肝的下垂。如果胃下垂，吃过饭后立即会有上腹部充盈感，胃部隐隐作痛；肾下垂会表现出血尿、蛋白尿的症状；如果子宫下垂，小腹部会有坠胀感；肝下垂的话肝区会隐隐作痛。所以，建议产后的妈妈一定要佩戴适合自己的收腹带，帮助机体支撑内脏器官。

目前市场上束腹带的种类很多，我们买的时候主要是根据自己的分娩方式。顺产的就买顺产专用束腹带，剖腹产的可以买剖腹产专用束腹带。

对于剖腹产的产妇来说，手术后大多数人会感觉腹部伤口疼痛，手术后如果能及时使用剖腹产专用束腹带可以固定保护伤口，促进伤口愈合，防止伤口缝合处裂开留下疤痕。同时，束腹带还能减轻因为重力、活动等造成的伤口拉伸牵扯、对伤口的摩擦，可以有效缓解手术后的疼痛。所以，医生通常会建议剖腹产产妇买束腹带，下床前就可以用上了。

对于顺产的产妇，医生不会专门让产妇去买，但戴上收腹带也是有一定好处的。能防止内脏下垂，促进子宫收缩，有助于恢复腰腹部的曲线，帮助体内机能恢复。顺产的产妇可以从产后的第二天开始戴束缚带。

如果刚生完没有用束缚带，在产后 6 个月内都可以用。因为这 6 个月内脂肪是流动的，这段时间是重塑体形的最佳时机，合理用收腹带对于产后体形恢复有很好的作用。

如何使用束腹带呢？可以在每天饭后半小时，排尿之后戴上，睡觉前脱下来。同时，收腹带的使用，也要因人而异。正常分娩的产妇应加强锻炼，经常做抬腿、仰卧起坐运动及一些产妇操，不要长期依赖收腹带。剖腹产的产妇在腹部拆线后，也不宜长期用收腹带。身体过瘦或内脏器官有下垂症状的产妇，等脏器举托复位后就可以取下收腹带了。长期长时间地使用收腹带，会导致血脉不畅，从而引发下肢静脉曲张、痔疮、腰肌劳损等。产妇束腰不要太紧，否则会造成腹压增高，使生殖器官韧带的支撑力下降，严重的会引起子宫脱垂、子宫后倾后屈、阴道前壁或后壁膨出等，进而诱发盆腔静脉淤血症、盆腔炎、附件炎等妇科病。

买束缚带的时候，首先要注意面料。健康环保的橡胶丝弹力韧性都比较好，不容易让人产生疲乏感。内层全棉的吸汗、通风，舒适性好。最好选择能够调节的设计，这样可以根据产妇腰腹部的变化适时调整包覆的范围。

月子
小贴士

分娩后由于产妇身体虚弱，体内各韧带弹性没能立即恢复，很容易导致内脏，比如胃、肾、子宫、肝的下垂。

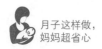
6. 产后减肥美容，不要迷信药物

很多新妈妈还没有从生完宝宝的欣喜当中回过神来马上就被自己的体重给吓住了。想着休完产假后就要上班了，怎么能带着一生赘肉去见同事呢？减重就成了一个必须面对的难题。不少产妇问我，哺乳期能不能用减肥药，我的回答是：目前为止，我还不知道绝对安全的减肥药。关于产后减肥，我的建议只有一个：哺乳＋运动＋合理饮食。

目前减肥药市场非常混乱，很多减肥药不但没有减肥效果，还可能给身体带来极大的副作用。前几年大热的减肥药曲美，就因为含有西布曲明，可能增加严重心血管风险而被下架的。西布曲明是一种减肥辅助治疗性药物，国内外的监测和研究，以及国内临床专家都认为，目前西布曲明在市场上按照适应症使用的患者很少，而且停药后容易反弹，持续效果比较差，还可能增加严重心血管风险，减肥治疗的风险大于效益。

有一些所谓的减肥药，其实是作为保健品而不是药品在销售。如果你细心一点看它的外包装，会发现它的包装盒上有"卫食健字"或"国食健字"，而不是"国药准字"。这说明它的批准文号是"卫食健字"或"国食健字"，有这些标志的都是保健品不是药品。国家对有国药准字号批准文件的药品的生产管理是比较严格的，相对而言，对保健品的质量控制就宽松不少，所以我们经常看到新闻说某某保健品违规添加化学成分。吃这样的减肥药，风险更大。目前市场上有一种被称为左旋肉碱的减肥保健品比较热。其实左旋肉碱根本就达不到减肥的效果。市场上销售的左旋肉碱，都是作为保健品在销售的，据我所知我们国家从来没有批准过把左旋肉碱作为减肥的药物成分。

　　我也不建议新妈妈通过节食来减重。由于产妇产后气血不足，所以坐月子时需要摄取丰富营养，获得充分休息。但很多产妇怕胖，不敢多吃，这对哺乳期的产妇和婴儿来说，都是不健康的。产后妇女所增加的体重主要是水分和脂肪，很多时候，这些脂肪根本就不够用，还需要从母亲身体原来储存的脂肪中动用一些营养来补充哺乳所需的营养。所以为了保证婴儿哺乳的需要，产妇一定要多吃钙质丰富的食物，每天最少要摄取11760千焦（2800千卡）的热量。如果产妇在产后急于节食，哺乳所需的营养成分就会不足，从而影响到产妇和婴儿的营养吸收和身体健康。

　　哺乳期减肥，母乳喂养是很好的办法，因为哺乳本身就是一个消耗能量的过程。这时候减肥要有耐心，想一想，怀胎十月渐渐堆积的肥肉怎么可能瞬间化为乌有呢？过快地减掉体重对产妇的身体并没有好处，比较合理的塑身计划是1周减重不超过0.5千克，超过这个标准就会影响到母亲的产乳量了。即使没有母乳喂养，1周减重也不要超过1千克。

　　运动减重也不要过早开始。不少产妇在分娩后经常感到腰酸、有下坠感，而且一咳嗽，就会觉得憋不住尿，这极有可能是锻炼过早、过量的后果。如果你希望通过限制饮食或是做有氧运动消耗热量来实现瘦身计划，那么在分娩后6周身体状况大致恢复以后再系统进行比较合适。

　　在美容方面不要迷信祛斑外用化妆品。不少妈妈孕期会长一些斑，为了迅速祛斑，选用外用化妆品来祛斑是常见的做法，其实这种方法并不一定适合。一方面，这些化妆品只能减淡斑点，并且需要长时间的坚持。这对于生活节奏越来越快的现代女性来说，是一件费时的麻烦事。而且，一旦停用，就会马上反弹。另一方面，很多外用化妆品含有化学漂白剂等产品，哺乳期的妈妈长期

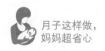
使用后，可能会被皮肤吸收。这些有害物质存在的风险是：可能经由乳汁进入婴儿体内，过量使用更可能会对婴儿的正常发育产生不好的影响。

我们更不要迷信所谓的短期祛斑产品。现在很多广告宣传说，祛斑短期即可见效，这种说法是错误的。人体正常细胞代谢为 28 天一周期，因此，要想达到真正的祛斑必须经过一段时期，从理论上讲至少要一个月，而实际上可能会更长。必须注意，速效祛斑，易反弹、易造成真皮层的损伤，而且长期不易恢复，从而导致更严重的损伤斑的生成。

从改变生活习惯开始，由内而外祛斑最安全。

1.每日都要不急不躁不忧郁，保持平和的心态和良好的情绪。

2.每天要保证充足的睡眠。

3.注意日常饮食。多吃一些富含维生素 C、维生素 E 及蛋白质的食物，如柠檬、西红柿、鲜枣、芝麻、薏米、核桃、花生米、瘦肉、乳类等。维生素 C 可抑制代谢废物转化成有色物质，从而减少黑色素的产生；维生素能促进血液循环，蛋白质可改善皮肤生理功能。少食油腻、辛辣、粘滞食品，忌烟酒，不饮用过浓的咖啡。

4.生活中尽量"隔热"。夏日外出打太阳伞、戴遮阳帽，做完饭后清洗面部和手臂。

月子
小贴士

目前减肥药市场非常混乱，很多减肥药不但没有减肥效果，还可能给身体带来极大的副作用。

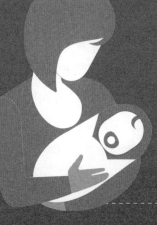

03

成功母乳喂养

　　我的老师，王先生讲过："女人孕育中有三个坎，一个是孕前期，一个是生产，一个就是哺乳。"10个妈妈中，就有8个人或多或少出现过哺乳的问题。确实，成功的母乳喂养可不仅仅是知识储备就可以实现的，它还需要妈妈有坚强的意志力，需要宝宝完美的配合，更需要家人全方位的支持。

chapter 6

母乳喂养，一场看不到硝烟的自我挑战

1. 顺利哺乳，技巧和意志缺一不可

在说这个问题之前，我们先说说母乳喂养的作用，绝大部分人只知道母乳对婴儿好，其实母乳喂养对妈妈也是非常有利的。总的来说，母乳喂养有这样几个作用：

1. 母乳是新生儿的天然食品，这个作用大家都知道。

2. 母乳喂养可增加母亲与新生儿的沟通，建立起最初的亲密关系。

3. 母乳喂养有利于母亲机体的康复。由于婴儿的吸吮，使垂体产生了催乳素和催产素，催产素可使子宫收缩，减少产后出血量，更可及时地排出恶露，使子宫及盆腔内的盆底组织收缩及尽快复位。

4. 目前的配方奶价位较高，母乳喂养可以节约资金。

母乳那么好，但哺乳期的问题却很多：有的人没有奶水；有的人奶水是下来了，但奶胀，接着发展到乳房结节、乳腺炎，甚至乳腺脓肿必须开刀做引流的；还有的是乳头皲裂，孩子一吃就钻心疼……不要以为生下孩子就万事大吉

了，生孩子只是一个开端。

　　要避免这些情况的发生，需要妈妈方方面面都准备周全。首先是思想上的准备。不少妈妈，自身条件不错，但就是意志不坚定，最后没能实现全母乳喂养，真是挺可惜。我见到过这样一位妈妈，是我的一个亲戚。要说，她真是一位很幸运的妈妈：乳房在怀孕七八个月的时候就不时渗出黄色的初乳；生完孩子的当晚孩子就顺利地吮吸到了初奶；生完第三天由初乳自然转为成熟乳；第四天，单边就能挤出50毫升！关键是宝宝很健康，也非常配合，刚生出来就会吮吸，而且力度很大，所以妈妈都没有奶胀，没有奶结。就这样的好条件，她却差一点放弃全母乳喂养。为什么？因为月嫂告诉她母乳少，孩子饿着了！

　　她的孩子晚上睡觉前总要吃上一大顿，有时候妈妈换边两三次，他还是不依不饶。这个时候月嫂就会在妈妈耳边说："你看，你的乳房软塌塌的，奶水太少了，宝宝都被饿成什么样子了！"听多了，妈妈自己心里也打鼓，总不能让宝宝饿肚子啊，于是寻思着要给宝宝添奶粉。还好，她想起了我，就问我该怎么办。我问了一下孩子平时的尿量和睡眠情况，觉得孩子的表现还是挺好的，就建议她坚持全母乳喂养。后来满月去儿保所体检，宝宝9斤多，月子里足足长了3斤多。

　　为什么月嫂一再坚持让孩子喝奶粉呢？后来我们分析，一是奶粉顶饱，孩子喝奶间隔时间长，一觉间隔时间也长。一般母乳喂养的孩子两个多小时就要喂了，但喝奶粉通常四个小时喂一次就行，这样月嫂比较轻松；二是喂奶粉的孩子有时候体重确实比喂母乳的增重快。据我那个亲戚讲，她的月嫂从儿保所回家的路上就一直念叨："如果喂奶粉，孩子满月肯定能长到10斤。"显然这不

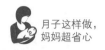
是科学的喂养方式。

妈妈积极稳定的情绪、坚持母乳喂养的信念和克服喂养困难的信心，再加上相应技巧的学习，是完全能改变奶水的多少和质量的。

如果出现不下奶的问题，我们可以通过饮食、通过按摩做一些调理。产后的72小时里，一般情况下奶量较少，我们叫充血期，这个时候整个乳房都在充血，还没有完全形成奶，需要最后的冲刺发育，才能把血转化成奶。所以喝汤下奶必须等到产后72小时后。我们在后面会给大家介绍一些下奶的菜谱。

现在首先讲一下按摩催奶。按摩催奶的原则是理气活血，舒筋通络。按摩的基本手法是点、按、揉、拿，但在实际应用时需多种手法相互配合。按摩催奶治疗，可促进局部毛细血管扩张，增加血管通透性，加快血流速度，改善局部的血液循环，有利于乳汁的分泌和排出。同时，按摩还可以疏肝健脾，活血化瘀，安神补气，通经行气以调节人体脏腑功能，达到促进组织器官新陈代谢，促进乳汁分泌的目的，以满足婴儿的需求。但是这个得要有专门的按摩师来操作，在我的培训课上，我会用一个月左右的课时来培训学员这方面的技能。有的人不太相信催奶师，但是根据我的经验，靠谱的催乳师还是非常管用的。有一个产妇，生完两天了，在医院里一滴奶都挤不出来，找到我。我给她按摩一天奶就下来了。

还有一个问题是大部分新妈妈都遇到过的：奶胀。产妇在生产后头几天的奶胀感其实是由于产后激素水平高，乳房内组织充血造成的，而不是单纯的乳汁分泌造成的奶胀。同时，这种情况说明母亲的乳腺管很通畅，只要宝宝吸吮胀感就会消失。

但是，如果长期不排空乳房，就会出现乳房结节。乳房结节是指数个或一个乳房叶或小叶局部充胀。临床表现为乳房局部出现不规则的乳腺组织硬块，新妈妈会感到触痛，但并无肿、红、热等炎症现象或任何全身反应出现。此种情况短时间内还不至于发生乳腺炎，但淤积时间长的话，就会因感染而发生乳腺炎、乳腺脓肿，那样的话妈妈就受罪了。

有的妈妈，尽管自身条件有限，但还是排除万难，实现了母乳喂养。我认识一个产妇，她就是这样，自身条件不好，乳头内陷而且还小。幸好，她骨盆条件不错，孩子也不大，是顺产。生完半小时，护士就把孩子抱过去吸奶。刚开始孩子还努力尝试，但一直叼不住奶头，孩子就没耐心了，不愿再吸了。妈妈没办法，只能用吸奶器把初乳挤出来，用勺子喂给孩子。孩子不肯吸，吸奶器又用不熟练，所以，三天后妈妈涨奶了，乳房上还摸到了硬块。我赶紧帮她按摩疏通了一下，否则可能得乳腺炎，要是那样，大人和孩子就要受罪了。有经验的妈妈知道，通乳有多么疼。但我教学生的原则是：一定要应用穴位，用好手法，温柔地去做，要有耐心，不要赶时间，既要达到效果，又不能让产妇太痛苦；因为我们在施仁术，这是准则。另外，我帮她买了个乳头保护罩。第二天我再去看那个妈妈的时候，她带着乳头保护罩，孩子终于第一次叼住了妈妈的乳头。出院的时候，她已经实现了全母乳喂养。

我们都知道，母乳是孩子最好的食物。母乳喂养虽然困难很多，但这是上天赋予妈妈的一项本能行为。我们要相信，绝大多数的健康妈妈都具备自己喂养宝宝的身体条件。在我见过的母乳喂养失败的案例中，心理因素占了很大的比重，因为乳汁的分泌和心理状态关系很大。所以，新妈妈不要对母乳喂养有过多的担忧，即使自身条件有限，途中困难不断，但只要努力，它并不是不可克服的。

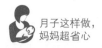
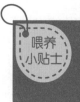

喂养
小贴士

妈妈积极稳定的情绪、坚持母乳喂养的信念和克服喂养困难的信心，再加上相应技巧的学习，是完全能改变奶水的多少和质量的。

2. 扫除障碍，让产妇做到"三早"

为了能让孩子顺利吃到母乳，我们现在提倡早哺乳、早吸吮、早接触。新生儿断脐后30分钟内就可以让新生儿吸吮乳头。我们会鼓励所有的妈妈母乳喂养。"看，你的奶还可以，坚持喂吧。"这样鼓励的话被一波波来查房的医生护士重复着。这确实能让产妇们安心不少。有些产妇刚生完还没有下奶呢，但也会在我们的鼓励下让宝宝吮吸乳房。这样妈妈一旦下奶，就不会浪费掉珍贵的初乳。

对妈妈来说，因为新生儿吸吮乳头、母子间的皮肤接触，产妇会因为触摸到自己的孩子感到莫大安慰。吸吮还可使产妇脑垂体释放催乳素，尽快使乳房充盈，延长母乳喂养时间，加强母子联系。

这对宝宝也是有利的，吸吮反射是人类本能，此反射于胎内32～36周时成熟，出生后的10～30分钟时最强，30分钟后减弱，要到第二天才能恢复。早吸吮可以练习，巩固吸吮反射有助于母乳喂养成功。同时，早吸吮可以使新生儿得到初乳中的免疫球蛋白A，得到第一次被动免疫；早吸吮还可以促进胎儿早排胎便。

我们说过妈妈要尽量避免奶胀，以预防乳腺炎。怎么避免这种情况呢？就是让孩子早吸吮。因为孩子不停地吸吮，只要有一点奶就会从乳腺管排出来了，妈妈整个乳腺管也能保持通畅，让奶成熟得更好。我们的乳房是一条非常精细的生产线，宝宝吸吮次数越多，乳汁分泌也就越多。有些宝宝可能在出生的最初几天吸吮无力或次数不足，所以吸吮后排空乳房就显得更为必要。

那么，小孩会不会不愿意吸呢？这需要我们的训练。只要有东西孩子是可以吸的，吸不出来累了，他就睡觉了。另外还有一个最重要的条件，就是乳房的准备。怎么能让他吸出来奶？首先，我们要把奶头清洁干净，这个很重要。奶头这么多年都没用过，二十多年三十年都没用过，奶头前面是有开口的，乳头的开口被脱落的上皮细胞和内衣上的棉质纤维化纤纤维堵死了，所以第一步一定要把乳头清洁干净。奶头没有清洁干净，等于牙膏盖着盖子，怎么挤得出来？

用柔软的毛巾和温水轻柔地清洗乳头，你会发现乳头上有一个一个的小点，这就是开口。清洁干净以后，就可以让孩子吸吮了。不管吸不吸得出来，都要开始练习。每次吸的时间不要太长，否则孩子老在那儿吸，奶还没下来，结果奶头被叼破了；吸两三分钟就行，吸不出来也没关系，过一段时间再让他吸两三分钟。这有两个目的：一个是刺激产乳，另一个就是教会妈妈哺乳和孩子吃奶。孩子要练习吃，妈妈也要学习喂。这样一来，等到真正有奶了，也就顺手了。

有一个产妇，她的妈妈和姨妈生孩子的时候都没有奶水，所以她在生孩子以前都准备好了奶粉奶瓶什么的，已经打算人工喂养了。但在我们的鼓励下也重新燃起母乳喂养的希望。她是顺产，生完半小时我们就把宝宝抱给她了，让宝宝吮吸乳房。她的宝宝也很争气，吸着妈妈的乳房就不放开了，吸得像吸盘一样紧，终于第一天就吸出奶来了。一直到出院，她的宝宝一口奶粉都没喝。

即使剖腹产的妈妈，也要坚持"三早"。很多妈妈不愿意剖腹产，其中一个理由是担心伤口疼痛影响母乳喂养。确实，相对于阴道分娩，剖腹产妈妈的母乳喂养之路要坎坷一些。一是因为剖腹产毕竟是一个手术，出血量更大，身

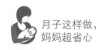
体更虚弱。二是激素的影响，生完孩子产妇会分泌泌乳素，提醒大脑指挥产奶，但剖腹产，尤其是择期的剖腹产，没有破水、出血、宫缩疼这些临产前身体的变化，大脑没法马上察觉到身体的变化，可能激素产生得也晚一点。所以，有的剖腹产妈妈下奶会稍慢一些。第三个就是伤口的疼痛了。麻药过后，伤口的疼痛真的会让人非常痛苦，但只要有决心，方法正确，剖腹产妈妈依然能顺利实现母乳喂养。

我认识的一个 37 岁的高龄剖腹产产妇，她就顺利地实现了母乳喂养。因为高龄，还有妊高症，胎位也不太好，所以她是择期剖腹产。遵照医嘱，剖腹产术后必须平躺 6 小时然后才可以侧身，"早吮吸"对于母子来说都并非易事。由于妈妈是不能动的，护士就让宝宝侧趴在妈妈的胸口，用手支撑着宝宝的身体保持宝宝头、脖子、身体成一直线，同时借助枕头和被子来垫高宝宝的身体。小家伙非常听话，很快就开始张着嘴巴尝试找乳头，嘴巴开始有了吮吸的动作。只见小家伙双唇外翻，含住了大部分乳晕，脸颊上有节奏地出现一个小窝，吸吮就这样开始了——竟然出奇地顺利。

但这只是第一步，妈妈麻药过后的喂奶才是对妈妈的真正考验。麻药过后产妇的伤口也特别疼，如果不能忍住疼痛、坚持喂奶的话，就会前功尽弃。我也见过很多这样的剖宫产产妇，没有学会躺喂，又不敢用力抱宝宝，结果出了医院就抓瞎，没两天就给孩子喝上奶粉了。但是这位高龄产妇表现却非常不错，护士帮喂的时候，她还让新爸爸拍下了视频，说要好好学习研究。第二天我再看她的时候，发现她已经可以自己给孩子喂奶了，虽然从皱着的眉头可以看出她的伤口疼痛肯定不会轻松。

也有的妈妈因为怕疼，或者产伤太厉害，或者自身条件不好，没有及时吮吸，让孩子喝奶粉，结果孩子乳头混淆，纠正起来就会有些困难。有一个妈妈因为先天条件不好，乳头几乎是和乳晕平齐的，只有刺激的时候才会突出来一点，所以一开始的时候，宝宝根本吃不着。但也不能让宝宝一直饿着呀，没办法只好用上奶瓶了，妈妈把奶挤到奶瓶里让宝宝吸。但由于乳窦得不到足够的刺激，奶一直多不起来，无法实现全母乳喂养。后来在我的提醒下，这位妈妈才知道原因所在，纠正宝宝的乳头混淆，又下了一番苦功夫。

我们有一句老话"使出吃奶的力气"，可见孩子吃奶是要费大气力的，而奶瓶的奶嘴有开口，很容易就能吃上奶了，这就是出现乳头混淆根本的原因。要纠正乳头混淆，我们就要让孩子感觉妈妈的乳头也能很容易地吸出奶来。妈妈可以在喂奶之前刺激奶阵出来。怎么做呢？妈妈可以想象孩子吃奶的可爱样子，放松心情，用手指轻轻捏着乳头左右轻揉，时不时地碰一碰乳头的前端。不一会，乳房会变硬，有痒痒的感觉，乳头变得潮湿，轻轻捏捏乳头就会有奶水喷出来，说明奶真来了，这时候赶紧让孩子来吃。

乳头混淆的孩子吃不到奶瓶是会哭闹的。这时候可不能一看宝宝哭闹就慌张了，就开始给孩子用奶瓶了。纠正乳头混淆的一个重要方法是不再给孩子用奶瓶。你可以抱起哭闹的孩子温柔地抚慰他，耐心地让他表达不满。至于孩子如何练习吃，妈妈如何练习喂，在下一章"宝宝吃得好才能长得壮"部分，有专门的内容会讲到。

喂养小贴士
要让孩子早吸吮，频繁吸吮，但是最初两天每次吸的时间不要太长，否则孩子老在那儿吸，奶还没下来，结果奶头被叼破了。

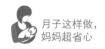
3. 妈妈的坏情绪会阻碍母乳喂养

有的妈妈因为分娩身体还没有完全恢复，奶少或者下奶晚。这时，她们往往会烦躁、紧张和焦虑，担忧自己没有足够的奶水哺乳孩子。其实，妈妈紧张焦虑不仅没用，反而会阻碍排乳反射，推迟来奶。我认识一个妈妈，她特别仔细，特别有奉献精神，生孩子之前就跟我说了，"杨大姐，我一定会母乳喂养的。"但生完孩子以后发现，她的条件其实很一般，奶下得慢，奶水也严重不足。我就给她打气："实现母乳喂养，信心很重要。"并建议她尝试请催乳师。

没想到两周以后，这位妈妈给我打电话了："杨大姐，我真的要累趴下了。您有什么办法可以让我快一些实现母乳喂养的目标啊？"我就问她，"你怎么做的？""我听了您的建议，找了催乳师，也喝了各种下奶汤，孩子也是两小时喂一次，可就是不管用啊。"我很奇怪，照理说只要不是天生的乳腺不发育，找了催乳师外加食补，这个时候应该能实现母乳喂养了呀。她下奶虽然慢，但也是有奶的，这是怎么回事？于是我决定上门去看看她。

等见到这位妈妈，我吓了一跳，她状态实在太差了。别人坐月子是又白又胖，她坐月子却又黄又瘦。"你这月子坐得怎么这样憔悴？是丈夫不给力还是月嫂不给力啊？"见我这样问，她眼圈都红了："我这个不能怪别人，就是自己不给力啊。"原来她确实听进去了我的建议，回家后第一件就是请催乳师，可催乳师的神力并没有在她身上发挥作用，奶量增长不明显。她看一些母乳喂养的书，说是只要多吮吸就一定会有奶，于是不停地让孩子吸。甚至晚上也不间断，每过两小时就抱来孩子吸半小时。这两周孩子还好，她自己就先受不了了。

　　她的这种反应太正常了。即使是普通人每晚不让好好睡觉都受不了，何况是刚生完孩子的产妇？对产妇来说，休息是非常重要的。休息不好，身体恢复不好，心情焦虑，产奶也受影响；产奶不好又反过来影响休息，影响心情——她就陷入这样一个死循环里了，如果不出来，不但没办法实现母乳喂养，还有可能导致产后抑郁。

　　要知道，乳汁分泌多少不但受妈妈健康身体条件的限制，还与妈妈的营养、情绪、休息状况等都息息相关，其中心理因素是最不能忽略的因素。催乳素调控乳汁分泌，心理因素会刺激或抑制催乳素的释放，如果妈妈压力大、心情急躁、过度焦虑和抑郁，机体处于应急状态，就可能导致催乳素的改变，不但直接影响乳汁的产生和排出，还影响乳汁的质和量。我们的中医很早就认识到了这一点，唐代著名的医学家孙思邈就在他的医书《备急千金要方》里面这样写过："凡乳母者，其血气为乳汁也。五情善恶，悉血气所生，其乳儿者，皆须性情和善。"意思是说妈妈的奶水是自己的血气化成的，妈妈的情绪感受都在血气当中呢，所以奶孩子的妈妈要性情温和才行啊。在书里面，孙思邈还说：如果妈妈在生气时或刚生完气就哺乳，宝宝吃了奶后容易受到惊吓、易患"气疝"乃至出现"癫狂"的病症。

　　可见，如果妈妈喂奶的时候能心情愉悦地拥抱和抚摸婴儿，能通过目光和肌肤与孩子亲密接触，不但能增进母婴情感交融，更能促进下奶和婴儿情绪稳定呢。像上面这位妈妈的情况，不妨先把大人的休息放在首位，自己休息好了，心情好了，对孩子才会更有耐心，才能更利于产奶。我建议她用奶粉代替夜间12点左右的那顿母乳。奶粉更扛饿，孩子吃了奶粉睡的时间会更长，大人也可以趁机多睡几个小时。

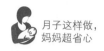
不知道她有没有听从我的建议。我希望新妈妈们不要认为只有母乳喂养才是爱孩子的唯一方式，让孩子吃一顿奶粉就感觉一辈子亏欠孩子似的，真没必要。爱有很多种方式，耐心、愉悦地照顾孩子，也是爱孩子的重要方法。而且在焦虑的情况下哺喂孩子，这种焦虑的情绪也会感染到孩子啊。

所以我经常在上课的时候对月嫂们说，合格的月嫂一定要善于抚慰新妈妈的情绪，让新妈妈不要担心，因为这里面的担心很多是无谓的担心。新生儿生活往往没有形成规律，妈妈应当尽量与孩子同步休息。自己休息好了，产奶才会快，才能尽快实现全母乳喂养。

喂养
小贴士

如果妈妈喂奶的时候能心情愉悦地拥抱和抚摸婴儿，能通过目光和肌肤与孩子亲密接触，不但能增进母婴情感交融，更能促进下奶和婴儿情绪稳定呢。

4. 通乳和催乳之按摩攻略

据有关机构调查，被迫放弃母乳喂养的妈妈，70%都与乳汁淤滞、乳房胀痛有关。乳房按摩能促进泌乳通畅，保证乳汁充足，是简单又行之有效的解决这两大问题的方法。乳房按摩包括早期的催乳按摩和通乳按摩，其中通乳按摩又分为两种情况，一种情况是指产后最初几天的通乳按摩，还有一种情况就是母乳妈妈在哺乳过程中遇到奶涨疼痛或乳房结块等情况后的通乳按摩。

通乳也叫作通奶，是指通过外力辅助实现孕期产妇母乳充足的一种方法。在产妇分娩72小时后，产妇一般会双乳胀满，乳房出现硬结、疼痛的感觉，这个过程也是下奶的过程，此时的通乳按摩非常关键，能有效疏通乳腺管，有助于打开本来粘连、闭合、扭曲的奶管，达到奶管通畅的效果，这不但能促进产妇加速泌乳，而且能预防乳腺炎等乳房疾病。在许多发达国家，乳房通乳按摩是每一个产妇在生产后72小时内必须做的一项护理工作。现在我们的妇幼保健院或大医院的妇产科也都有专门的通乳师，会分别在产后24小时内和产后3天给产妇各按摩一次。按摩护理可以请通乳师，也可以自己按照以下几个基本步骤操作。

通乳的步骤

清洁乳房：洗净双手，用毛巾蘸温清水（水温40℃~50℃）清洗乳头和整个乳房，然后用润肤油软化乳头上的乳痂，动作要轻柔。

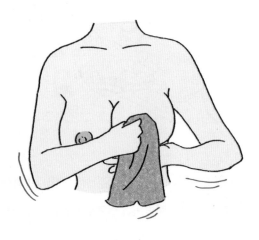

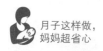
热敷乳房：将热长毛巾拧干后，横向对折成"一"字形，敷在乳房上，围成圈形，中间露出乳头。毛巾温度以产妇感觉舒服为度，毛巾冷却后重复以上步骤，共持续热敷 5 ~ 10 分钟。

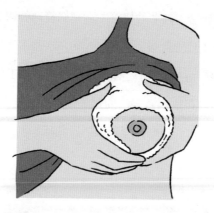

乳头运动：用橄榄油或专业的乳房护理油均匀涂抹双手，一手压住乳晕，一手拇指、食指、中指轻轻抓住乳头慢慢地向上下左右四个方向牵拉。

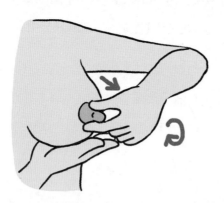

乳腺管疏通护理：双手轻握乳房，用手指沿乳房四周，顺时针方向转圈，然后用手指轻轻捏住乳房向乳头方向梳理挤压，至乳头时挤压一下乳头，连续做几次。

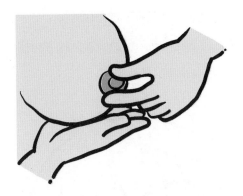

吸出乳汁：这是通乳最重要的，也是最关键的一步。使用吸乳器能够疏散乳腺硬块，促使乳汁稳定分泌。每当妈妈感觉到涨奶时，都该将乳汁吸出。

催乳的方法

很多时候妈妈的母乳达不到宝宝的需求，于是妈妈们会借助一些物理疗法来增加母乳的分泌，产妇催乳按摩就是其中比较流行的一种。

乳房底部按摩催乳法：

1.把乳房往中间推，尽量让两个乳头靠近。

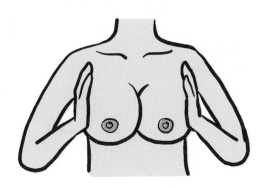

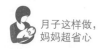
2. 一手大拇指放到腋下，剩下的手指托住乳房；另一只手放乳房上，用两只手把乳房包住，然后像是在揉面团似的，顺时针方向揉动乳房。如果此时乳房有硬块或胀痛，直到把硬块揉散揉软为止。

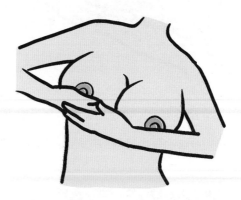

按摩乳头催乳法：

1. 一只手托住乳房，另一只手轻轻地挤压乳晕部分，让其变得柔软。

2. 拇指、食指和中指三根手指垂直胸部夹起乳头，轻轻向外拉。

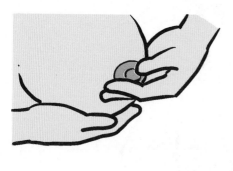

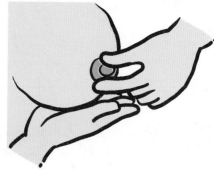

3.三根手指垂直夹起乳头，一边轻轻挤压，一边轻轻旋转乳头，但不要太用力，也不要转的角度太大。

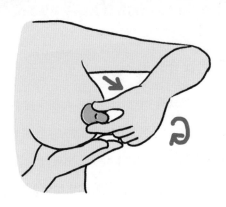

嘴巴按摩法：奶水越少，越要增加宝宝吮吸的次数；由于宝宝吮吸的力量较大，正好可借助宝宝的嘴巴来按摩乳晕。新手妈妈们一定不要因为刚开始没有乳汁就不让宝宝吸吮奶头，应该让他多多接触乳头，渐渐地婴儿就会学着靠自己的力量去吸吮了，同时也能起到催乳的作用。

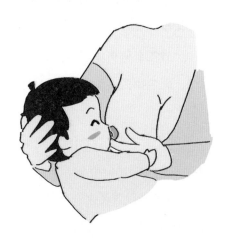

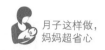

乳房按摩能促进泌乳通畅，保证乳汁充足，是简单又行之有效的解决乳汁淤滞、乳房胀痛的方法。

5.通乳和催乳之饮食攻略

"是不是说只要当了妈就有奶呢？"很多人都问过我这个问题。在讲这个问题之前，我们需要先了解一下乳房的生理结构。乳房是由腺体组织、支持结缔组织和有保护作用的脂肪组成。腺体组织分泌乳汁，乳汁沿乳导管到达乳头。所以，乳汁好不好，跟乳房大小无关，跟腺体组织的发育有关系。

有的人看着乳房大大的，但奶水却没那么多。那说明她的乳房脂肪多，但腺体组织并不发达。有人瘦瘦的，乳房不是特别大，但是乳腺组织发育得好，奶水就特别充足。当然也有的人乳房特别小，就一个奶头，其他几乎就是平的，那可能她的乳腺没发育好，将来产奶就可能成问题。有人说所有的产妇都应该有足够的奶水，我不认同这样的说法。从中医来讲有几种情况的产妇产奶不足是可以通过按摩、食疗等措施矫正过来的。比如气血虚弱型的产妇，产妇平时身体弱，产后气血就更虚了，从而导致血没法变成乳汁。具体表现为：产妇乳汁稀少，面色惨白，怕冷，头晕目眩，心慌气短，舌头呈淡白色。

这类产妇，我推荐一个方子叫"黄芪四物汤"，用来补气养血通乳。具体方子是：黄芪 12g，熟地 12g，当归 9g，白芍 9g，川芎 3g，白术 9g，茯苓 12g，甘草 6g，赤小豆 15g。这个方子是以黄芪来补气，四物（地黄、白芍、当归、川芎）来养血，白术、茯苓健脾，甘草用来和中，赤小豆才是用来通乳的。

还有一种因肝郁而导致血虚气滞型的产妇，这是由于产后肝血不足，肝气有余，血虚气滞造成的。主要的表现是：产妇乳汁少，且难下，面色苍黄，头晕，眼睛干涩，心悸，失眠，胸胁胀痛，舌苔白薄。

这类乳汁少的产妇，我推荐一个养血调气的通乳方子，叫"通乳四物汤"。熟地 12g，当归 9g，川芎 3g，木通 3g，王不留行 3g，制香附 6g，橘皮 6g。这个方子中，用熟地来补血，当归养血和血，川芎补血行气，木通是用来利水通乳的，王不留行行血下乳，制香附是用来舒肝理气的，橘皮则是理气和胃的。整个搭配有补有调有梳理，比起前一个治疗气血两亏的方子，此方更注重调理肝气，疏通血脉。气一旦通顺了，血就随着气走，自然就能变为乳汁了。

这两个方子最大的区别是，第一个是注重补血补气，让产妇气血充沛的；第二个是注重养血调气，更注重在补血的同时，让肝气条达舒畅。身体气血通畅，乳汁自然也就通畅了。我们在应用的时候要多注意这两者的区别。

但如果是先天性乳腺发育不良的问题，中医也无能为力了。这种情况下，妈妈不要较劲，买配方奶喂孩子就好了。现在的配方奶都是按照母乳基本的成分配制的，满足孩子的日常营养需求完全没有问题。

当然，妈妈要是有奶还是应该尽量母乳喂养。我妈妈奶就少，我们都是吃牛奶长大的，等到我生我儿子的时候基本上也没有什么奶，我那时候就喂了一个月。当时我也是太年轻了，要是搁到现在，即使奶再不好，我也会坚持喂下去，至少也要坚持混合喂养。为什么？因为母乳确实是婴儿最好的食物，而且婴儿的吸吮能够促进泌乳素的产生，促使乳汁的生成。坚持让孩子多吸吮，是能影响乳汁量的。

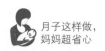

喂养
小贴士

乳房由腺体组织、支持结缔组织和有保护作用的脂肪组成。腺体组织分泌乳汁，乳汁沿乳导管达到乳头。所以，乳汁好不好，跟乳房大小无关，跟腺体组织的发育有关系。

6. 挤奶想不疼，方法和工具都重要

有的妈妈喂奶，喜欢换着边地喂。比如孩子吃一顿需要 20 分钟，她就左侧喂 10 分钟右侧喂 10 分钟。这样是不对的。哺乳有一个原则：孩子吃奶，这一侧就要吃空。吃完这一侧，再吃另一侧。比如这次先吃的左侧，左侧吃空，再吃右侧；而下一次则要先从右侧开始喂。奶水它是分前段奶和中段奶的，它们的成分稍有差异，前段奶比较稀，而中段奶脂肪多会比较稠。如果孩子换着边吃就只能喝到前段奶，营养不够，可能增重就会受影响了。

但让孩子先就着一边吃，也有一个问题：孩子可能吃一侧的奶就饱了，那另一侧怎么办？有人觉得要留下，等他下次吃。那就错了。另一侧没吃空的奶，一定要挤出去。我们吃饭，刚吃完又让你吃，你就没有吃的愿望了，大脑不给你饿的信号。当右侧乳房还有一半奶的时候，你的大脑也不会给信号，不会刺激催乳素产生。所以只有两侧乳房都空了，大脑才会产生催乳素，然后乳房才跟着下奶。断奶的时候就是不让孩子吃奶，慢慢地产奶就少了，直至完全不产奶了。为什么呢？因为大脑皮层不产生催乳素了。

那么，如何排空乳房呢？现在有各种各样的吸奶器，操作起来非常方便。

现在的吸奶器一般有电动、电池驱动和手动三种。它们都包含一个吸杯和

一个或两个吸罩，吸罩罩在你的乳房上，工作起来就像孩子在吸吮。

我们先说电动吸奶器。电动吸奶器完全是由电泵驱动，它可以两只乳房同时吸奶，劲儿大还能刺激乳激素的分泌，非常好用，但是价格也相对比较贵。

电池驱动吸奶器劲儿要小一些，但是价格更亲切。不好的地方是电池消耗很大，在实用性上也不如电动吸奶器。

还有手动吸奶器，这种款式很多，也各有特点。有一种是吸管式的，由两个圆筒套在一起，里面那个罩在乳头上，外面那个利用推压的动力挤奶；扳机式的则模仿孩子吃奶的动作挤压乳晕，从而吸出奶来；还有一种球形的，这种是将罩罩在乳晕上，用手挤压球体吸奶。这几种吸奶器中，吸管式和扳机式的用得比较多，因为它们不贵而且使用简单容易清洗。

一般情况下，用吸奶器是不会感觉疼痛的，如果疼的话，可能是选的吸奶器不适合。

但是，如果恰巧身边什么也没有的时候，自己动手挤奶也可以一解燃眉之急。

先按摩乳房，接着一只手握住乳房，大拇指在上方 12 点位置，其他四指在下方 6 点位置，同时朝胸腔的方向挤压乳房；然后向前转动手指，挤出位于乳晕下乳窦中的奶水。要注意的是不要让手指在皮肤上移动，摩擦力会让皮肤很疼；放松手指，重复以上步骤。等到乳房没有奶水流出来了，让手指的位置改变一下，拇指放 11 点位置，其他四指在 5 点位置，重复挤压动作；直到乳房完全没有奶水流出了，再换另一侧。

关于乳房护理，我要强调一点，千万不要生硬地去挤。现在有的催乳师到家里一进门就说："跟你说啊，不要怕疼！"然后就手法很重地去挤奶，产妇就疼得嗷嗷叫。去了一次，人家说了："别说我给你钱了，你给我钱我都不弄了。"

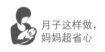
做任何事情都要循序渐进。并且，催乳师对待新妈妈要人性，人家要你去是通乳腺管的，不是去给人上刑的，要设身处地地为病人着想。什么样的疼痛病人才会嗷嗷叫起来，那得多疼啊！所以我每次上课都一再地叮嘱学员："不要粗暴生硬地对待产妇，她已经够难受的了，不是剖腹产的伤口就是侧切的伤口，奶又胀又疼，她可从来没有经历过这样的事情，压力真是很大的。"

一个好的催乳师挤奶一定要会正规的柔和的手法。在进行中医穴位点按后，慢慢地从乳头处，轻轻挤压出点奶，十指像梳头发一样，一点点地往奶头方向推。不要暴力对待乳房，第一这是对病人的伤害，第二也是对乳房的伤害。万一弄不好，会导致乳腺的腺体破裂，将来使乳房落下病根。

我们自己挤奶也这样，一定不能粗暴。

喂养小贴士

孩子可能吃一侧的奶就饱了，那另一侧怎么办？有人觉得要留下，等他下次吃。那就错了。另一侧没吃空的奶，一定要挤出去。

7. 乳房情况异常，如何护理与催奶

有的人母乳喂养特别顺利。孩子出生几个小时会吃奶，两三天工夫就跟孩子达成了很好的配合，产奶量便能满足孩子的需求，孩子增重也符合标准。但有的人就特别不顺利，孩子出生后不管喝多少汤汤水水，奶就是下不来，请了催乳师好不容易催来奶了，又遇到奶涨奶结，于是又请通乳师……有的人确实先天条件差一些，但我们也可以通过一些技巧来改善、来弥补。

首先我想讲讲平坦乳头。有的妈妈天生乳头颈短平，还有的是内陷乳头没有完全纠正过来，或者乳房过度充盈累及乳晕部分使乳头显得比较平坦。不管是哪种情况引起的平坦乳头，都可以采用下面的办法。

喂奶前妈妈找一个舒适放松的姿势坐下，用湿热的毛巾敷乳房 3 ~ 5 分钟，同时按摩乳房，以刺激排乳。然后，妈妈挤出一些乳汁，使乳晕变软，继而轻捻乳头使乳头立起来，婴儿吸吮时一定要含住乳晕，形成一个有助成功吸吮的"长奶头"。先喂宝宝平坦一侧的乳头，因为这时候宝宝正饿着呢，吸吮的力量强一些，更容易吸住乳头和大部分乳晕。

以前，我们会主张乳头短小或者乳头内陷的妈妈在孕期对乳头进行捻拉，让乳头突出来，以便在孩子出生后顺利实现母乳喂养。但现在，我们发现乳头扁平或内陷是因为肌纤维过短，捻拉牵引虽然可以暂时让乳头突出来，但这样的力量其实对肌纤维起的作用非常有限，只有孩子吮吸的力量才可以使过短的肌纤维断裂，从而真正实现乳头突出。一般孩子吃几天奶后，奶头自然就出来了。而且，孕期对乳头的过度刺激还容易刺激子宫，引起宫缩，甚至造成早产。

乳头短平或内陷的妈妈，喂奶前可以先用手捻一下，让乳头暂时突出来后再喂。有的妈妈，可能用手捻拉乳头后，乳头还是无法达到让新生儿顺利含接的长度，市场上有一种乳头矫正器，可以有效解决这个问题。喂奶之前先用乳头矫正器矫正两三分钟，待乳头突出后把乳头和乳晕都放进宝宝嘴里，待宝宝完全含住乳头和乳晕后再松手。有的妈妈就怕孩子憋着，孩子还没叼住乳头就放手了，自然吸不上奶。不管乳头短小还是正常，一定要让孩子吸住大部分乳晕。

第二种情况是乳头皲裂。这主要是妈妈没有掌握正确的哺乳方法和哺乳习惯造成的，如老让宝宝叼着乳头睡觉。而最主要的，恐怕是妈妈结束喂奶的动

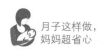
作了。很多妈妈在结束喂奶时会生生地把乳头从孩子的口中拔出来。这样对乳头的损伤很严重。正确的方法是用小指将孩子的嘴角轻轻开启一点，使孩子口腔内的负压消失，之后轻轻将奶头脱出。还有不当的乳房清洁，使用肥皂或酒精等刺激物也会让乳头皲裂。这种情况下让妈妈喂奶是非常痛苦的，有时奶水里甚至还和着妈妈的血。

乳头皲裂时喂奶前，妈妈要先用湿热的毛巾敷乳头和乳房 3 ~ 5 分钟，同时按摩乳房，以刺激排乳。喂奶的时候，让宝宝先吃损伤轻的一侧，这样吃到另一侧时吸吮的力量就会小一点了。用不同的喂奶姿势交替给宝宝喂奶，比如这次是坐着喂的，下次就可以躺着喂。因为这样可以让宝宝的吸吮力分散在乳头和乳晕四周。结束喂哺后，用温水清洗好乳房后在乳头涂上花椒油，可以缓解疼痛。

如果伤口比较重，也可以抹一点红霉素眼药膏。乳头破裂很容易导致乳头局部发炎，涂抹含有抗生素成分的红霉素会有一定效果。但在孩子吃奶之前要用温水把红霉素软膏洗掉。

如果妈妈实在疼痛难忍，可以暂停喂哺，但要把乳汁挤出来用勺子喂给宝宝，不能让宝宝喝奶粉自己的奶又不挤出来，那样的话等到可以喂哺的时候可能就没奶了。

还有一种情况是乳房过度充盈，就是我们俗称的胀奶。这一般是因为宝宝比较小，吃不了；或是宝宝不会吃，妈妈不会喂。解决办法就是频繁地哺乳，排空乳房。方法是，喂哺前用温凉毛巾湿敷 3 ~ 5 分钟，然后柔和地按摩、拍打和抖动乳房。接着用手或者吸奶器挤出一些奶汁，让乳晕变软，以便宝宝正确含吮乳头和大部分乳晕。

第四种异常情况为乳腺管阻塞，这多是因为妈妈每次哺乳都没有完全排空乳房，或者乳房局部受压引起的。喂哺前用湿的温毛巾敷3～5分钟，然后柔和地按摩、拍打和抖动乳房。喂奶时让宝宝先吃乳管堵塞的一侧，因为饥饿的宝宝吸吮力强，有利于吸通乳腺管，同时按摩乳房，这也有助于阻塞的乳腺管畅通。如果宝宝吃不完，一定要把奶挤出，排空乳房。

以前，我们会告诉乳房充盈的妈妈，可以用"剪刀手"来扶乳房，避免奶量太大呛着孩子。而现在，我们更推荐妈妈用"C"字形。"剪刀手"就是用食指和中指夹着乳房喂孩子，我们都知道，乳晕处正是所有乳腺管的出口集中地，如果长期用食指和中指夹着乳晕附近，容易导致某些乳腺管的堵塞。

"C"字形是用一手的拇指轻轻下压乳晕部分，以防乳房堵住孩子的鼻子，其他的四只手指并拢，呈"C"字形，从下面托起乳房，在孩子嘴张大时，迅速地将乳头包括乳晕送入孩子口中。我们大多数人的乳房并不是标准的馒头状，很多人会稍稍下垂，"C"字形能很好地承托起乳房，让孩子更容易含接。而且，在一边喂奶时，四指还可以轻轻来回按摩乳房，可以达到对腋下几条乳腺管疏通的作用，可谓一举两得。其实，不仅乳房充盈的妈妈应该用"C"字形的手势扶乳房，所有的妈妈都应该学会这种手势。

如果乳腺管阻塞没有及时处理，很容易恶化，演变成乳腺炎。只要没有严重到非得住院治疗、医生严令停住哺乳的程度，都可以正常哺乳。像青霉素类或头孢类的抗生素就是在哺乳期可以安全使用的药物，也是美国儿科医师协会推荐的药物。哺乳期妈妈服用这类抗生素，对吃奶的孩子基本没有影响，即使有影响，也只会影响到孩子肠道的菌群。这个时候，妈妈就要观察。如果孩子出现轻微腹泻，说明药物对孩子的影响不大，可以继续吃药。如果宝宝出现较严重的腹泻，那就要咨询医生后再做决定了，或者停止哺乳，或者让医生改用

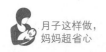
其他种类的抗生素。如果特别担心，可以调整一下用药时间，这样也可以降低药物对宝宝的影响：把吃药的时间安排在宝宝刚喝完奶，进入长睡眠之前。这样，当药物在妈妈体内处于浓度高峰期的时候，宝宝在睡觉；等宝宝睡醒了，高峰期已经过了，从而将药品对宝宝的不利影响降到最低。另外，吃完药后妈妈要多喝水，这样也有利于药物的快速代谢。

异常情况下的乳房护理					
	平坦乳头	乳头皲裂	乳房过度充盈	乳腺管堵塞	乳腺炎
发作时间	天生	整个哺乳期	产后前两周	喂奶后明显	整个哺乳期，最常见于产后第三周
部位	一侧或两侧乳头	两侧乳头	两侧乳房	一侧乳房局部	一侧乳房
乳房的感觉	乳房充盈时的肿胀紧绷，但不会发硬	破损的乳头一触即疼	发硬、肿胀，可能疼痛、发热	摸得到乳晕下的肿块，并有轻微疼痛，皮肤发红	发烫，一触即疼，肿胀
妈妈有无发烧	无	无	有低烧，一般低于38.3℃	无	有。高于38.3℃
妈妈的感受	无不适感受	疼痛	无不适感受	无不适感受	出现流感的症状，疼痛、畏寒
处理办法	刺激乳头勃起，频繁吸吮，排空乳房	用花椒油止痛、修复皮肤	频繁吸吮，排空乳房	频繁吸吮，排空乳房；按摩乳房，促进乳腺管通畅	频繁吸吮，排空乳房；在医生的指导下用药

喂养小贴士

乳头皲裂时喂奶，妈妈要先喂轻的一侧，后喂严重的一侧，重要的是要注意手、乳头的卫生，尽量避免细菌侵入。喂奶后清洗干净，涂上花椒油或乳头霜。勤换乳垫或文胸。

8. 母乳喂养的同时，还要防止乳房下垂

每每有新妈妈不愿意母乳喂养，我一问她原因，无一例外的都是"母乳喂养会让乳房下垂的"。因为这个而拒绝母乳喂养是非常可惜的，我们都知道母乳是孩子最好的食物，而且产后防止乳房下垂的最好方法恰恰就是坚持母乳喂养。

在哺乳过程中，宝宝吸吮乳头的动作会不断刺激妈妈乳房内分泌乳汁的乳腺组织，而乳腺组织接受外界刺激越多就越发达，其实，这与肌肉运动越多便越结实的道理一样。另外，哺乳还能够促进母体催产素的分泌，而催产素会增强乳房悬韧带的弹性。因此，坚持母乳喂养的新妈妈在哺乳期后，乳房会变得更坚挺，而并非松弛下垂。

但是产后很多女性都出现了乳房下垂的现象，这又是什么原因呢？一是因为新妈妈能量消耗大，如果过于劳累，营养补充不足，就会使体内储备的脂肪耗竭、体形消瘦，这样一来乳房间质的脂肪也会随之消耗而引起乳房松弛萎缩。同时，妊娠期及产褥期由于大量的雌孕激素作用，导致腺泡增生，乳腺管增生，脂肪含量增加，乳房丰满。而断奶后，激素水平下降，腺泡塌陷，乳腺腺体萎缩、消失，结缔组织重新取代脂肪组织，乳房就会出现萎缩变小的现象。还有一个原因，有些新妈妈产后对性要求淡漠，缺乏性刺激，这也会使乳房萎缩变小。

可见，产后乳房萎缩，跟是否母乳喂养关系不大。要避免乳房萎缩，除了母乳喂养，新妈妈还可以从两方面入手，一是局部按摩，这是最简单有效的美胸方式，借由手部的力度和恰当的按摩手法，可让出现下垂危机的胸线重新上提。按摩时可以用双手的食指、中指和无名指并拢放在对侧乳房上，以乳头为中心，轻柔地由乳房外缘向内侧顺时针画圈。两侧各做 5 分钟，促进局部的血

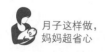
液循环，有利于雌激素分泌。另外在淋浴时也可以用冷热水交替冲乳房，提高胸部皮肤的弹性。

二是选择合适的文胸。乳房较大的女性为避免产后乳房下垂，在怀孕当中应该随着乳房的增大，应选择适当尺寸的胸衣。如果不穿的话，很容易引起乳房下垂。产后也要随着乳房的缩小，更换为较小尺寸的胸衣，这样才能为胸部提供适当的支撑。除了穿着时的美观外，文胸应在选择上更趋于功能取向。为乳房提供舒适的皮肤接触的文胸也便于产后哺乳，同时还能预防乳房的下垂。

喂养
小贴士

局部按摩，这是最简单有效的美胸方式，借由手部的力度和恰当的按摩手法，可让出现下垂危机的胸线重新上提。

9. 生病时，哺乳需权衡

有的妈妈以为只要生病了，就不应该再哺乳了，而应该人工喂养。其实这是过于简单的做法，没有考虑到妈妈也没有考虑到母乳对婴儿的价值。我们应当权衡母乳喂养与人工喂养的利与弊，听从医生的建议，做出正确的决定。

一些自限性疾病在发生发展到一定程度后能自动停止，并逐渐恢复痊愈，不需特殊治疗，只需对症治疗或不治疗。靠自身免疫就可痊愈的自限性疾病，妈妈完全不需要停止哺乳。比如感冒，无论是细菌还是病毒性，当母亲出现症状，婴儿其实早已暴露于这种疾病当中了，乳汁中也已经有母亲的抗体了，所以是可以继续母乳喂养的。当然，这个咱们也要视母亲的情况，如果体力不支或者吃的感冒药成分不利于孩子健康的，那就要暂停母乳喂养。具体怎么做，这需要医生的判断。

当然，也有一些疾病是不适宜母乳喂养的。

一是心脏病。妈妈患有Ⅲ、Ⅳ级心脏病或孕前有心衰病史的，母乳喂养有发生心力衰竭的危险，所以一般不实行母乳喂养。

二是肝炎。乙型肝炎是目前常见的肝炎，我们现在的认识是"乙肝病毒DNA载量"才是决定乙肝患者是否具有传染性的指标，所以无论大三阳妈妈还是小三阳妈妈都要接受这项检测，评测传染性大小，看看能否进行母乳喂养。

三是艾滋病。原则上我们说确诊的艾滋病妈妈不要进行母乳喂养。

四是肺结核。如果妈妈在肺结核传染期娩下婴儿，我们会立即给孩子接种卡介苗。在妈妈接受正规治疗后2周内不能母乳喂养。

五是癫痫病。这个主要是因为抗癫痫药对孩子的危害比较大。所以用药的妈妈应该停止母乳喂养，不过没用药的话，也是可以母乳喂养的。

六是乳房疾病。妈妈患有严重的乳腺炎，需要治疗，医生会建议暂停母乳喂养，先治病，治好了再喂。有的妈妈乳头皲裂得非常严重，这个时候可以把母乳挤出来，用滴管或勺子喂孩子，尽量不用奶瓶，以免孩子产生乳头错觉，妈妈好了也不愿意吸妈妈的乳头了。

另外，也不是所有的孩子都适合母乳喂养。比如苯丙酮尿症（PKU）、酪氨酸血症、甲基丙二酸血症（尤其是B12无效型）、枫糖尿病，以及乳糖不耐受症、半乳糖血症等，患有这类疾病的婴儿通常都不能喂养母乳以及普通的婴幼儿配方奶粉，必须吃专门的配方奶粉。

还有出生体重低于2.5kg的低出生体重儿，尤其是体重低于1.5kg的超低出

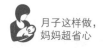

生体重儿，我们最好也不要纯母乳喂养。因为这些婴儿的体内营养储备不足，而出生后他们的体格生长速度又非常快，这就要求有更多的蛋白质供给。这个时候，专门的低出生儿奶粉可能会优于纯母乳。具体与母乳如何配合需听从医生建议。

总之，能喂奶的妈妈尽量母乳喂养；如果身体不好的妈妈，多听医生的建议；实在没有奶的或者身体状况不允许妈妈喂的，不要着急，人工喂养也能保证孩子健康成长。

喂养小贴士　　妈妈感冒，无论是细菌还是病毒性，当母亲出现症状，婴儿其实早已暴露于这种疾病当中了，乳汁中也已经有母亲的抗体了，所以是可以继续母乳喂养的。

chapter 7

宝宝吃得好才能长得壮

1. 母乳是最适合宝宝的食物

现在医生也好，营养专家也好，都大力提倡母乳喂养。为什么呢？因为母乳确实有不可替代的好处。

母乳分为初乳、过渡乳和成熟乳。产后 7 天内新妈妈分泌的乳汁被称为初乳。初乳也被称为婴儿出生后最早获得的口服免疫抗体，因为初乳中含蛋白质的量比成熟乳多，尤其是分泌型 IgA 含量较多。初乳中脂肪和乳糖含量则要比成熟乳少，但蛋白质及有形物质比较多，所以质地黏稠。初乳呈现出淡黄色，含有大量的 β 胡萝卜素。在开奶后的头三天里，乳房中乳汁尚未充盈，所以宝宝每次吸奶都可以吸出 2 ~ 20ml 的初乳。

产后 7 ~ 14 天所分泌的乳汁称为过渡乳，它是初乳向成熟乳的过渡。过渡乳中蛋白质含量逐渐减少，脂肪和乳糖含量则逐渐增多。

产后 14 天之后所分泌的乳汁称为成熟乳。但实际上，乳汁要在产后 30 天左右才会趋于稳定。

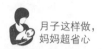

我们看看母乳与牛奶的营养成分比较：

	成分	母乳	牛奶
蛋白质	蛋白氮	1.43g/dL	5.3g/dL
	酪蛋白	0.3 g/dL	2.7 g/dL
	SlgA	0.2 g/dL	0
	乳铁蛋白	0.2g/dL	0
	α－乳白蛋白	0.2 g/dL–0.42 g/dL	0.1 g/dL
	β－乳白蛋白	0	0.3 g/dL
	血浆白蛋白	0.04 g/dL	0.05 g/dL
	非蛋白氮	0.5 g/dL	0.28 g/dL
脂肪	甘油三酯	4.0g%	4.0 g%
	磷脂	0.03g%	0.02 g%
碳水化合物	乳糖	7.3 g/dL	4.0 g/dL
	低聚糖（Oligosaccharides）	1.2 g/dL	0.1 g/dL
无机盐	钠	15mg/dL	58 mg/dL
	钾	55 mg/dL	138 mg/dL
	氯	43 mg/dL	103 mg/dL
	钙	33 mg/dL	125 mg/dL
	锰	4 mg/dL	12 mg/dL
	枸橼酸	175 mg/dL	20–80 mg/dL
	磷	15 mg/dL	120 mg/dL
	总灰（Total ash）	200 mg/dL	700 mg/dL
维生素	A	75ug/dL	41 ug/dL
	B1	14 ug/dL	43 ug/dL
	B2	40 ug/dL	45 ug/dL
	B6	12–15 ug/dL	64 ug/dL
	叶酸	0.14 ug/dL	0.13 ug/dL
	B12	0.1 ug/dL	0.6 ug/dL
	C	5 ug/dL	1.1 ug/dL
	D	0.04 ug/dL	0.02 ug/dL
	E	0.25 ug/dL	0.07 ug/dL
	K	1.5 ug/dL	6.0 ug/dL
热卡（千卡）		65/ dL	65/ dL
PH		7.0	6.8

其中，SIgA 中含有大量的免疫抗体，可以使宝宝对妈妈曾接触过的细菌和病毒有抗体作用，防范这些细菌和病毒的入侵。还有乳铁蛋白，它能抑制胃肠道中某些铁依赖细菌，比如大肠杆菌的繁殖，防止发生腹泻。而这两种成分正是牛奶不能提供的。

母乳中还含有丰富的含硫氨基酸和 taurine（乙磺酸）。初乳中含量为 5.93 mg/dL，成熟乳中为 4.53mg/dL，而在牛奶中仅为 0.6 mg/dL。这种乙磺酸有什么作用呢？新生儿脑、肝脏等器官的发育成长需要乙磺酸，所以它对脑神经系统的机能、智力发育以及保障视力和胆汁代谢等，都有重要意义。

母乳中脂肪的组成也不同于牛奶，油酸更高，所以更容易消化，母乳还有溶解脂肪的活性，更利于吸收。母乳中的有机盐、磷的含量都低于牛奶。高磷会阻碍钙的吸收，高盐则会增加肾脏负荷。

而且母乳还"绝顶聪明"，能够随着宝宝的成长，营养成分也发生相应变化。比如，宝宝的成长对蛋白质的需求会越来越少，母乳中的蛋白质也会越来越少；而且母乳中乳清蛋白和酪蛋白比例也会随着时间发生变化。母乳喂养的孩子，很少出现过敏的。

有人说"配方奶的营养不足母乳的十分之一"，从这些方面来看还是有一定道理的。因为母乳能使宝宝最早获得天然免疫接种；能促进宝宝的神经系统发育，能减轻宝宝肾脏的负荷，母乳中营养素的活性作用更是配方奶无法比拟的。所以，母乳确实是宝宝最佳的食物。

喂养小贴士

初乳也被称为婴儿出生后最早获得的口服免疫抗体，因为初乳中含蛋白质的量比成熟乳多，尤其是分泌型 IgA 含量较多。

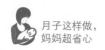
2. 哺乳时，妈妈应谨记的事项

在给宝宝喂奶之前，妈妈最好先给宝宝换好尿布。为什么？因为喂完奶以后再换尿布，孩子就容易溢奶了。婴儿的胃是水平胃，而且贲门相对来说比较松弛，幽门比较紧。幽门是从胃往十二指肠走的这个门，贲门是从食道往胃进的这个门，进来这个门比较松，出去到十二指肠、小肠这个门又比较紧，所以奶在胃里的时间会稍微长一点，这时候大人要是提着孩子的小腿换尿布，折腾他，孩子就很容易溢奶了。

有的人喂奶前还会给乳头消毒，其实没必要。母乳喂养并不是无菌喂养。乳汁本身就含有妈妈肠道里的细菌，像双歧杆菌、乳酸菌，这些细菌的生存都不需要氧气，我们称之为厌氧菌。妈妈的乳头以及周围皮肤也存在一些细菌，它们必须在有氧环境下生存，我们称之为需氧菌。吃奶的时候，这两种细菌和空气，一起被宝宝吸进肠道。进入肠道后，需氧菌在空气中大量繁殖，并消耗空气，直至耗尽空气并最终死亡；另外，空气越少厌氧菌繁殖得越快，最终使宝宝的肠胃形成一个很好的厌氧环境。可见，妈妈乳头及周围皮肤的需氧菌对保持宝宝的肠胃健康是有益的。所以，我们根本不需要用消毒湿纸巾来过度清洁乳头，最多用湿布轻轻擦一下就可以了，可以是柔软的毛巾也可以是宝宝用的纱布。

喂奶时，妈妈们要注意，一定要把乳头放在孩子的舌头上面。孩子饿的时候通常会大哭，哭的时候经常出现舌头顶着上颚的情况。这时如果妈妈把乳头往孩子嘴里送，孩子肯定没办法吮吸，会把乳头往外吐。妈妈们可以自己体会一下，如果把吸管放在舌头下面，我们也无法吸到任何东西。有的妈妈不明白，会急得大叫："这孩子怎么啦？给他吃也不吃？！"其实不是孩子不愿意吃，而是妈妈的乳头没有放对位置。

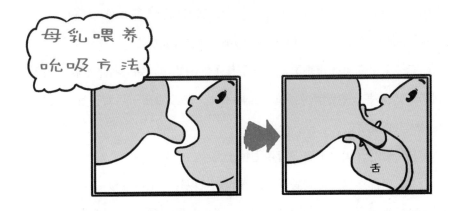

宝宝出生后第一次喂奶，如果奶头稍微能挤出一两滴奶是最好的。在婴儿室工作时，我们喂新生儿的第一餐是单糖浆水。当我们把水瓶放进孩子的嘴里没有滴出液体的时候，他不会凑上去吸的，他不知道我们送到他嘴里的是什么；但是当奶头滴进嘴里几滴液体后，他马上记住了。所以，给他喂奶的时候，一开始要有一两滴奶水在乳头上，他舌头一舔有东西了，马上就会吸了；以后再往他嘴里放什么东西他都吃，形成条件反射了。

喂多长时间呢？这取决于孩子的需求。有效吸吮时，最初4分钟可以获得80%的乳量，10分钟时几乎达到100%。什么是有效吸吮呢？妈妈可以仔细观察，如果宝宝在吃奶时颌部肌肉缓慢有力，并伴有节律性的向后做伸展运动，直至耳部时，甚至会听到咽奶的声音，那就是有效吸吮。如果宝宝的两面颊向内缩，但没有吞咽的动作和声音，就说明宝宝含接姿势不对，或是奶量不够，没有吸

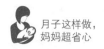
出奶，只是在空吮。

坐喂的时候稍稍含着点胸，让孩子的舌头能顺利裹住整个乳晕。有的妈妈因为担心乳房堵住孩子的鼻子，都不敢把乳晕往孩子嘴里送，结果孩子就叼了一个奶头"啪啪"地吸，妈妈还高兴，"看，我家孩子吃得多响，都砸巴嘴了。"其实孩子根本啥都没吃到，时间一长只会吸破妈妈的乳头。

还有一个很简单的辨别方法，就是孩子的咽奶声，如果听到了就说明孩子吸到奶了。当然，每个孩子每位妈妈都不同，自己的孩子需要吸吮多长时间，需要妈妈用心观察。

哺乳结束时，妈妈不要强行用力拉出乳头，因为在口腔负压情况下拉出乳头，会引起局部疼痛或皮肤破损。时候妈妈可以轻轻压一下孩子的小下颌，或者用干净的小手指在孩子的唇角轻轻点一下，孩子一撒嘴，妈妈再把乳头拿出来。让孩子自己张口乳头自然从口中脱出，乳头也避免受到伤害。

妈妈应当让孩子吸空一侧乳房后再吸吮另一侧乳房。有些宝宝食量小，或者妈妈乳量多，孩子吸吮一侧乳房就满足了，这时候另一侧乳房应该挤空，避免奶胀。也不要老让孩子从某一侧开始吸。比如这一次孩子是从左侧开始吸吮的，那下一次就从右侧开始吸吮。如果老让孩子吃一侧乳房的奶，容易使两侧乳房一大一小。

喂养
小贴士

有的人喂奶前还会给乳头消毒，其实没必要。母乳喂养并不是无菌喂养。乳汁和乳头上都含有细菌，这两种细菌对保持宝宝的肠胃健康都是有益的。

3. 喂养姿势正确，事半功倍

喂奶的姿势非常重要，它直接决定妈妈在喂奶时身体的舒适度，还直接决定孩子能否顺利吃到奶。妈妈可以选择坐着喂也可以选择躺着喂。其中的喂哺姿势有摇篮式、橄榄球式、横卧式几种。躺着喂可以采用侧卧式。无论是坐着喂还是躺着喂，喂哺时，一定要保持母婴的紧密相贴。无论婴儿抱在哪一边，婴儿的身体与母亲的身体都应该紧密相贴，头与双肩朝向乳房，嘴与乳头保持水平。同时要防止乳房压住婴儿的鼻子，影响他的呼吸，可以使婴儿的头部和颈部略微伸展，但不能太过，防止伸展过度造成吞咽困难。

如果坐着喂，要选一张没有把手、高度合适的椅子，不要太软，椅背不要后倾，否则不容易使宝宝含吮定位。喂哺时，妈妈紧靠椅背让背部和肩部完全放松，腿上放个软枕，将孩子放上，减轻胳膊的压力；还可以在脚下垫个凳子来帮助身体松弛。

摇篮式是最常用到的。先在双膝上放枕头或软枕以承托宝宝的身体，将宝宝平放膝上，面向母亲，母亲一手及前臂承托婴儿身体，环抱宝宝于胸前，让宝宝面向母亲，胸部紧贴妈妈胸部，鼻尖向着妈妈的乳头。接着，妈妈的另一手以"C"字形托住乳房，轻轻地用乳头去刷宝宝的下唇，鼓励宝宝张嘴。当宝宝嘴张大，舌向下的一瞬间，妈妈及时柔和地将乳头放入婴儿口内；给孩子喂奶的时候，妈妈不但要把奶头放在孩子嘴

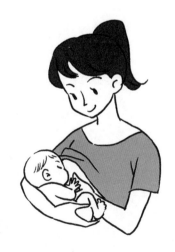

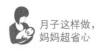
里，还要把大部分乳晕放到孩子嘴里，因为乳晕的皮层里面是有乳窦的，孩子的嘴刺激乳窦，奶才能来得快，而且这样能防止乳房堵住孩子的鼻子，影响孩子呼吸。这时，孩子的嘴形呈鱼嘴形。这个姿势能保证孩子口腔内的负压，不管是吃妈妈的奶也好，还是吃奶瓶的奶也好，要求孩子的嘴都是这样的，呈鱼嘴形。这样的吃奶姿势，对孩子将来的牙齿、口腔发育都有好处。

他在吸吮时妈妈就能充分挤压乳晕下的乳窦，使乳汁排出，又能有效地刺激乳头上的感觉神经末梢，促进乳汁分泌和乳汁排出。更为重要的是，只有宝宝含着妈妈的整个乳晕，才能有效地避免妈妈损伤乳头。

美式橄榄球抱法是最适合剖腹产妈妈的哺喂方式，因为这种方法不会压着妈妈的腹部，妈妈也不需要用手臂承托宝宝的所有重量，只需要承托起宝宝的头颈部就可以了。怎么做？妈妈先在身体的一侧用小棉被或者软枕垫到适宜高度，同侧手将宝宝抱于腋下，同侧手前臂承托宝宝的背部及头颈部，对侧手以"C"字形托住乳房以乳头轻刷宝宝的下唇，宝宝张大嘴含住乳头及大部分乳晕吸吮。

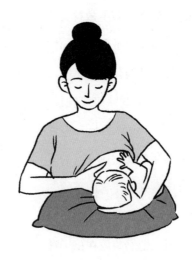

横卧式将宝宝面向妈妈平放抱着。以左边乳房哺乳时，用右手及前臂承托宝宝的身体以及头和颈部，左手辅助托着宝宝臀部。以乳头轻刷宝宝的下唇，宝宝张大嘴含住乳头及大部分乳晕吸吮。如果需要以右边乳房哺乳时，左右手动作交换。记住，喂一侧乳房用对侧手托孩子。

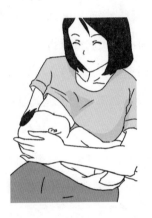

如果妈妈要躺着喂宝宝，可以采用侧卧式。妈妈和宝宝面对面侧卧于床上。妈妈尽量放松，让背部和臀部成一直线，可利用枕头承托妈妈的头、颈和背部，并把枕头放于微屈的两腿之间，用手或小枕头承托宝宝背部，以紧贴母亲的身体。当宝宝的脸朝向妈妈乳房后，可以用小枕头或折叠的毛毯放在宝宝的背部固定位置。然后，妈妈用另一只手以"C"字形托住乳房，帮助宝宝正确地吸吮。

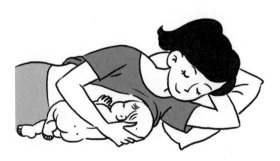

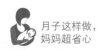
我建议所有的妈妈都能坐起来喂孩子，一是安全，孩子不容易被憋着；二是更有利于妈妈的乳腺管疏通。躺喂需要让孩子侧身固定，如果晚上妈妈太过疲惫没有握好乳房，很容易堵住孩子的鼻子，造成孩子窒息。而且，在我们的腋下有几条大的乳腺管，躺喂会压着这几条乳腺管，时间一长容易造成堵塞。

当然，我也能理解剖腹产的妈妈，开始几天确实挺疼的，还有一些有妈妈有产伤，坐起来确实不容易。那我们可以折中一下，比如开始几天躺喂，但要有清醒的人在旁边照看，如爸爸、月嫂等。身体稍有恢复，我们就可以坐起来喂了。当妈妈确实需要很大的奉献精神，尤其是很多年轻妈妈，都是独生女，平常也都是父母的娇娇女。但正是"生产"这样的经历给了我们体味生命的机会，也正是因为有女性这种疼痛的付出，人类才得以一代一代生生不息。多看看身边偎依着的温软小孩，相信无论怎样的疼痛你都能"满血复活"。

喂养
小贴士

我建议所有的妈妈都能坐起来喂孩子，一是安全，孩子不容易被憋着；二是更有利于妈妈的乳腺管疏通。

4. 母乳喂养好，奶粉也不是洪水猛兽

我发现很多人在主张某种观念的时候喜欢走极端，比如母乳喂养这个问题。前几年有的女性为了保持身材，不愿意母乳喂养，一口奶都不给孩子喝，这样的行为自然不对。现在的情况不同了，很多妈妈不管自身条件允不允许，都一门心思要实现母乳喂养。妈妈们的精神自然可嘉，但也要考虑个体差别。我前

面讲过，不是每个女人当了妈妈都会有奶的，有的妈妈不下奶，有的妈妈下奶了但奶量不够，还有些妈妈完全没有母乳，或者出于其他一些原因不能给自己的宝宝喂母乳。这个时候我们就要找到解决办法——总不能让宝宝饿着呀。

这两天我的邻居就上门拜托我跟她儿媳妇谈谈，因为她儿媳妇是个坚定的纯母乳喂养者。按理说这是个好事，为什么我的邻居会为此烦恼呢？问题出在孩子增重不够。我们常听老人说"这个人的奶水养人"，或者"这个人的奶水不养人"，事实也是这样。同样是母乳喂养，有的孩子喝奶后"噌噌"地长，但有的孩子却老不见长。以前我们没条件，对增重不够的孩子也不会多干预；但现在，我们建议增重不够的孩子最好补充配方奶。如果新生儿生理性体重下降达到体重的 9% 以上，或者孩子满月后体重增重不足 700 克的，都应该添加配方奶。（新生儿出生后的几天至一周内，体重不但没有增加反而会下降，但降幅不超过出生体重的 8%，并在 10 天左右恢复甚至超过出生时体重，这种现象被称为"新生儿暂时性体重下降"，也叫作"生理性体重下降"。因为出生后的宝宝会排出小便并把体内的胎便排掉。）我们不能让孩子一出生就营养不良啊。

母乳确实好，但配方奶也不是洪水猛兽，给孩子喝几顿配方奶并不会亏欠孩子什么。反而是那些漠视自身情况，一味要求全母乳的妈妈，可能给孩子造成的不良影响更大。所以我们要具体情况具体应对。对于母乳不足的妈妈，我们要寻找原因：是因为宝宝不经常吃还是因为妈妈的乳头有异样？或者是因为妈妈的饮食不当、休息不足？如果是这些原因，那就要在生活中一一纠正过来，让妈妈多休息，多喝下奶汤，让宝宝多吸吮。

如果还是没有办法保证孩子的量，这时候可以采取混合喂养。方式一，补授喂养。妈妈每次喂奶时，先给宝宝喂自己的母乳，有多少吃多少，然后再喂

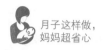
配方奶粉，补充不足的母乳量。方式二，代授喂养。妈妈在喂奶时，采取母乳与配方奶粉交替喂养的方法，也就是说这一次完全用母乳喂宝宝，下一次完全用配方奶粉来代替。新手妈妈们可以根据自己的实际情况来选择以上两种方法，但优先推荐补授喂养。

个别妈妈因为某些原因，完全没有奶水，或者孩子因为某些疾病，就是不能吃妈妈的奶，这时候就需要人工喂养，根据宝宝的情况选用合适的配方奶粉。

母乳确实好，但配方奶也不是洪水猛兽，给孩子喝几顿配方奶并不会亏欠孩子什么。反而是那些漠视自身情况，一味要求全母乳的妈妈，可能给孩子造成的不良影响更大。

5. 顺利人工喂养，从选对奶粉开始

目前市场上的配方奶有很多，可以简单地归一下类。

根据蛋白质结构，有完整蛋白的普通配方、部分水解配方和深度水解配方三类。如果是母乳不足的正常婴幼儿可以喝完整蛋白的普通配方。如果家族有过敏史的，但孩子还没有过敏反应，保险一点可以喝部分水解配方。如果孩子牛奶蛋白过敏，就可以喝深度水解配方奶或者氨基酸配方奶。有的人工喂养的孩子湿疹反复出现，使用外用药有效果但不持久，这时候我们就可以考虑孩子可能是牛奶蛋白过敏，给孩子的奶换成深度水解配方 / 氨基酸配方。

根据所含脂肪的不同，可将奶粉分为有长链脂肪配方和中 / 长链配方两类。

我们普通的配方奶都是长链脂肪配方，正常的婴幼儿都可以喝。但一些肠道功能不全的孩子，比如慢性腹泻、肠道发育异常、肠道大手术后、早产儿，就需要选择中 / 长链配方。

根据碳水化物的不同，配方奶又有全含乳糖的普通配方、部分乳糖配方和无乳糖配方三种。健康的普通孩子喝普通配方奶就可以了，但是早产儿以及胃肠受损的孩子，我们可以选用部分乳糖配方奶。还有一些孩子，因为腹泻导致肠道黏膜受损，出现了乳糖不耐受，这时候就要喝无乳糖配方奶。即使孩子腹泻好了，也不要骤然转用普通配方奶，因为肠道黏膜修复需要一段时间，可以接着喂两周无乳糖配方奶，或者更长的时间。有些孩子天生乳糖不耐受，也必须喝无乳糖配方奶。

还有些专门针对特殊孩子的特殊配方奶，比如氨基酸代谢障碍配方，它是专门针对先天性氨基酸代谢障碍疾病而言的。比如患有苯丙酮尿症、甲基丙二酸血症、高血氨症、一型戊二酸血症、半乳糖血症等疾病的孩子。但要先确诊后才能给孩子喝。现在新生儿就能进行这些先天性代谢病的筛查。

很多品牌会生产不同种类的配方奶，我们给孩子选择奶粉时要留意这些区别。特别现在很多年轻父母会从国外直接带购奶粉，更要细心阅读产品说明。

选定了一种奶粉，只要宝宝不拒绝，吃后没有不适症状，生长速度也正常，就说明这种奶粉是适合宝宝的。

同时，我们要清楚各月龄宝宝的进奶量。一般情况，宝宝的进奶量与他的体重有关。在最初几周约为体重的 1/5，2 ~ 4 个月大时约为体重的 1/6，6 个月大时约为体重的 1/7，7 ~ 12 个月大时约为体重的 1/8。前面也讲过了，我这里讲的只是普通情况，每个孩子都有自己的特点，宝宝的食量如何需要妈妈们细心观察。

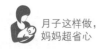
有的人会告诉你，配方奶4小时喂一次就可以了。其实不然，用配方奶粉喂养宝宝，也需要逐步摸索和掌握宝宝的吃奶规律。虽然配方奶的包装上通常会标明喂奶的间隔时间，但我们也要考虑孩子的个体差异，不必卡得那么死。配方奶在孩子胃中消化的时间是3～4小时，宝宝在满月前，每天吃奶6～7次，2个月后每天吃奶5～6次；每次吃奶的时间以15～20分钟为宜。

当然，宝宝的胃口大小因人而异，即使同一个宝宝，每顿的食欲也不完全相同，妈妈可根据宝宝的需求适量地增减奶量。

冲调的温度，看看配方奶罐上的说明。多数的建议是冲调奶粉的水温不要超过60℃，一般是38℃～40℃，跟体温差不多。怎么试呢？我们一般是把奶滴在自己前臂的内侧近手腕的地方，这个地方皮肤娇嫩，也比较敏感——如果觉得温热就合适了，切忌用嘴去试。

与母乳喂养一样，人工喂养也能有亲密的喂养姿势。喂奶时，让宝宝偎依在胸前，与妈妈胸贴胸、腹贴腹，这种亲密的身体接触，可以给宝宝带来安全感和舒适感。喂奶时，始终保持奶瓶倾斜，从而使奶嘴头一直充满乳汁。不要让奶瓶前端有空气，以避免宝宝吸奶时吸入奶瓶中的空气，引起溢乳。不要让宝宝平躺着吸奶，这样也容易溢奶。如果在喂奶过程中，宝宝不小心吸入空气，一定要给孩子拍嗝。

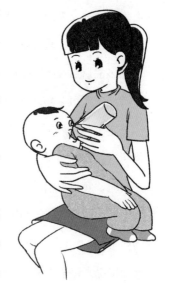

奶水的流速以奶瓶倒置时，奶水能一滴一滴连续滴出为宜。如果几秒钟奶水才会从奶瓶里滴出来一滴，那就说明奶嘴孔径太小了，宝宝吸起来会很

费力。如果倒置奶瓶后奶水呈线状流出不止，则说明孔径过大，宝宝有呛奶的危险。有时候，奶瓶瓶盖拧得太紧也会使流速变慢。这时就要把奶瓶的盖子略略松开，让空气进入瓶内，以补充吸奶后的空间里的空气。瓶内空气是否充足，也是可以看出来的。当瓶内形成负压时，奶嘴会变成扁形。

对于完全人工喂养的宝宝，妈妈可以多挑选几个奶瓶，以便每天消毒备用。奶瓶的形状没有特殊要求，只要容易清洗、拿起来顺手就可以了。奶嘴最好选用自然形状的，这种奶嘴模拟哺乳时宝宝的吮吸特点设计，有利于宝宝两颊及颌部的发育。奶嘴要用柔软而孔径小的，如果还没有开孔，可用烧红的针头在橡皮乳头顶端刺 2 ~ 3 个孔。

喝剩下的配方奶，如果剩余量较少，最好倒掉；如果剩余量很多，可以放入冰箱中贮存，但也不能存放过长时间，最好在 1 小时之内喝掉。从冰箱中取出的配方奶，要在加热后饮用。加热时，可用碗装好热水，然后把奶瓶放在热水里隔水烫热。也可以将装有奶的奶瓶直接放在热水龙头下冲，直到冲热为止。

不要用微波炉热奶，这样可以避免局部过热的奶水烫伤宝宝口腔。不要把温热的奶放在保温瓶中保存，在保温瓶中细菌会快速繁殖生长。市场上卖的热奶器，用好了能解决这一问题。做法是：将热奶器的温度调到 40℃，将定量的水加入奶瓶中（宝宝下一次喝奶的量），将奶瓶放入温奶器，这样，就能保证水始终恒温在 40℃了。然后准备好与水刻度对应的奶粉，放在奶粉盒中。当宝宝因为饥饿而哭闹时，你只需要把奶粉盒中的奶粉直接倒入奶瓶中摇晃几下就可以给宝宝喝上了。一般来讲，前后就 1 ~ 2 分钟时间。这种方法特别适合夜间给宝宝喂奶，可以避免成人在睡得迷迷糊糊时的错误操作。需要特别注意的是，一定要注意常给热奶器里加水，避免干烧导致的事故。

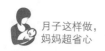
在配奶时，一定要严格按照说明书上的比例配制，不能随意增减奶粉量及水量。应先在奶瓶中放入定量的水，再将奶粉放入，以保证比例精确。

6. 吐奶的应对和预防

新生儿吐奶是很常见的，这是因为宝宝的胃呈水平位，容量小，韧带松弛，连接食管处的贲门括约肌松弛，关闭作用差，连接小肠处的幽门括约肌却较紧，而宝宝吃奶时又容易吸入空气，所以奶液容易倒流入口腔，引起吐奶。这也是为什么每次喂完宝宝我们都要给他拍嗝的原因。

吐奶前，宝宝没有任何异常表现，只是突然吐出一口或数口奶。有时是奶液，有时是成豆腐脑样的奶块，这与奶水在宝宝胃中停留的时间有关。如果停留时间较长，奶水经胃酸作用便凝固成块。大多数宝宝的吐奶现象会在 4 ~ 12 个月以后逐渐消失。如果宝宝在 12 个月后吃完饭或者吃完奶后还是有呕吐现象，说明消化系统可能存在一些问题，需要让医生检查。

如何防止宝宝吐奶呢？首先要保证正确的喂奶姿势。新手妈妈们给宝宝喂奶时，一定要把宝宝抱在怀里，让宝宝的身体与水平线处于 30° 角左右，这样就会大大减少吐奶的概率。妈妈们千万不要图省事，让宝宝平躺在床上吃奶，这可是预防宝宝吐奶的大忌。喂完奶要帮助宝宝打嗝，具体怎么拍嗝我将在下节具体说明。

由于新生儿胃的特殊生理特点，几乎每个宝宝都会吐奶，我们就要用上面

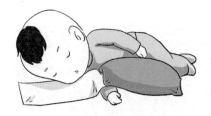

的方法尽量减少吐奶的次数和量。最主要是要避免溢出的奶水反流进入气管，导致窒息，及导致吸入性肺炎。另外，还要避免奶水进入外耳道，造成外耳炎，进而发展为中耳炎。要避免这些，除了要记住上述的喂奶姿势及要保证打出嗝外，我们把宝宝放到床上的卧位也要注意。无论是平卧还是侧卧，一定要让宝宝的头侧向一边，嘴角垫一块小毛巾，小毛巾盖住外耳道。如果是侧卧，还应该在宝宝身前放一个小枕头，防止宝宝俯卧。

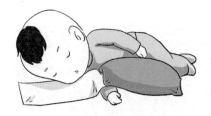
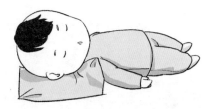

　　有的人在宝宝吐奶后马上把宝宝直立抱住，觉得这样宝宝就不会把奶吐出来了，甚至吐出来的奶还能咽回去，这是极其错误的。正确的方法是：用一手托住宝宝的头、颈、胸，使其成为头低胸高的侧俯卧位，以利于呕吐物的排出。如果吐奶后宝宝的脸色变得青紫或苍白，同时呼吸有些异常，就要考虑是否有奶液被吸入到气管里，应立即到医院就医。一般情况下，宝宝吐奶后我们要观察一会儿，如果宝宝呼吸平稳，肤色正常就没有大问题。

　　平时孩子吐奶了，我们最好把他的衣服换掉，因为奶一干衣服就会硬，就容易把孩子的皮肤磨破。如果吐奶比较严重，吐奶后 30 分钟左右，可以用小勺给宝宝喂点儿白开水。不能在吐奶后立即补充，以避免再次吐奶。如果宝宝状态正常之后，又想吃奶，也可以给他喂一些，但是喂奶量要酌情减少。

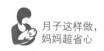
在新生儿阶段，我们要特别注意两种病理性吐奶。一种是总吐，无论任何情况下，只要吃进去奶孩子就吐。这可能因为消化道异常。另一种情况是喷射状吐奶，刚一吃完奶就从孩子嘴里喷射出来。这种吐奶可能是因为孩子的颅内压比较高。如果新生儿颅内出血就有可就出现这种情况。

所以，一旦发现这两种情况，我们都得带着孩子去医院检查。像喷射状吐奶的，一发现就应该立刻带孩子去医院；一吃奶就吐的，可以观察一两天，再去医院。

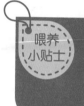

如果是普通的吐奶，我们还要做好吐奶后的护理工作。如果宝宝平躺着吐奶了，妈妈应尽快将宝宝的脸侧向一边，避免奶水进入气管导致窒息。

7. "三点一线" 手势助力宝宝拍嗝

孩子吃完奶后就要竖起来拍嗝了。拍嗝也是有技巧的。有的时候，你怎么拍也拍不出来，拍两小时也拍不出来。这个时候我们就需要使用一些技巧。

我们一般拍嗝，是把孩子竖着抱起来，用大人的胸部轻轻地抵住孩子的胃部，把孩子的小脑袋放在大人的肩头，然后轻柔地拍孩子的背部。这就牵出了一个怎样将宝宝抱起靠到肩头的问题。新生儿脑袋大，脖子支撑不起头部，这个时候要想竖着抱起孩子的话，就要固定好孩子的头、颈、背三处，避免孩子的脖颈受伤。

怎么做？用自己的拇指、食指和中指固定住孩子的头，手心部分握住孩子的颈部，小鱼际部分抵住孩子的背部；这样，孩子的头、颈、背三点成一线，你的手就是一个固定的夹板。用这样的姿势，无论孩子怎么动，有你的手支撑固定着，都不会东倒西歪，他的小脖子也非常安全。都说孩子特别软，其实就是孩子的脖子特别软，支撑不起大脑袋，用手掌把他的头、脖子和腰固定住了，其他的地方软没什么事，踢踢腿、伸伸胳膊都没关系。

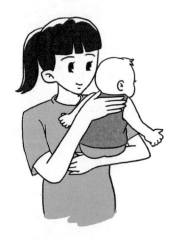

"三点一线"抱孩子的方法我认为是最安全的。有的人说："您照顾孩子怎么就那么轻松？孩子到了您手里怎么就那么听话？"就是因为掌握了"三点一线"抱孩子的方法。其实，我们在给孩子洗澡、穿衣的时候都要用"三点一线"的办法，护好孩子的头颈部。

拍嗝的时候，先在肩头垫上一块干净的小毛巾。因为第一你的衣服可能不干净；第二就算孩子吐奶了也只会吐在毛巾上，你的衣服不会留下奶渍。然后用上面讲到的"三点一线"的方式拿住孩子的头、颈和背，轻轻地将孩子的头放在自己的肩头，随意侧向左右任意一方；最后轻拍孩子的背。这样拍，一会

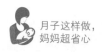
儿孩子就会打嗝了。

如果拍 10 分钟孩子还不打嗝，怎么办？我们可不能一直就这样拍下去，甚至拍两小时。我们还是用"三点一线"的技巧，把他的小头轻轻拿起来，把他抱在胸前。这时候他可能已经闭着眼睛睡着了，你可以轻轻地点他的脸颊部，实际上这是在引起他的觅食反射。假如孩子胃里有气，孩子也顶着难受呢，他也想打个嗝的，但是他打不出来。你要是轻轻地点他的脸颊部，他就会有一个反应："有吃的了吗？"嗝肌一放松，嗝有可能就出来了。

要是这样孩子还是不打嗝，你就把他放到床上，左右侧卧都可以，但不要仰卧。过 20 ~ 30 分钟，再将宝宝呈 45° 角抱起，因体位的改变，嗝也可以打出来。

还有一种情况，是孩子老打嗝。这可能是因为孩子的嗝肌受冷空气刺激而痉挛了，就会不停地打嗝，十几个二十几个不停地打。这种情况下，妈妈可以喂孩子吃几口温奶，一般就会好了。

要是没有给孩子拍出嗝，把他放到床上时，应侧卧，左右侧卧都行。但不要仰卧，谨防吐奶后奶液又逆流到食道，引起窒息。

8. 按需哺乳 VS 按时喂养

按需哺乳就是宝宝想吃就给他吃，按时喂养就是定时定点地给宝宝喂奶。有一阵子流行按时喂养，觉得这样更有利于孩子养成习惯，妈妈也不会特别辛苦。但现在我们更推荐按需喂养，这主要是指母乳喂养的孩子。

奶粉比较顶饱，孩子吃饱后一般可以坚持 3 ~ 4 个小时；但母乳不同，孩子消化得快。而且不同人的母乳成分也是有细微差别的。有的人母乳稠，脂肪含量高，孩子不容易饿；而有的人母乳稀，脂肪含量少，孩子就容易饿。所以母乳喂养的孩子采取按时喂养的方式并不恰当。小孩子不会说话，饿了通常表达自己情绪的方式就是哭闹。如果妈妈们不理会孩子的意愿，坚持定时哺乳，一味地通过哄逗挨到喂奶的时间，长此以往，小孩子会有一种不被重视的感觉，就会哭闹得更凶。有研究表明：按需哺乳的孩子比定时哺乳的宝宝更有安全感。宝宝时常会"莫名其妙"地哭闹，不但影响了妈妈的休息，还会使妈妈们手忙脚乱，甚至会心情烦躁，这样对于妈妈的身心也同样没有好处。

虽说按需喂养是孩子有需求我们就喂，但有时碰上老睡不醒的孩子，就不要太拘泥于孩子的主动要求了。想一想，我们成年人，有的觉长有的觉短，个体差异很大，孩子也这样。新生儿每天要睡二十个小时，有的新生儿一饿就会醒，但有的小孩就是睡不醒。碰上老睡不醒的孩子怎么办？有的妈妈可能还很欣喜："刚好孩子多睡会儿，我也轻松地干干自己的事情。"但我要提醒这样的妈妈，可不能不管不顾地让孩子一直睡。孩子长久不吃，很可能造成低血糖，尤其是妈妈孕期有妊娠期糖尿病的。因为孕期妈妈身体里血糖高，孩子在子宫内的环境也是高血糖的，出生后本来就容易出现低血糖，入量再不够，就更危险了。

母乳喂养的新生儿最长 3 个小时就得喂，不能由着孩子长时间不进食。保持 7 天的时间，让孩子有一个适应期。过了这个阶段，孩子形成自己的生长节奏了，我们就可以根据孩子自己的节奏和需要来喂奶。有的孩子确实挺能睡的，一晚上能睡四五个小时的整觉。有这样的孩子，妈妈也是福气，能抓紧时间好好休息了。

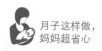
还有一种小食量的宝宝，妈妈也要特别用心。这种食量很小的宝宝白天不怎么喜欢吃奶，即使妈妈的奶水很充足，吃到中途就不想吃了，并且他们常常能一夜睡到天亮。由于吃得少，体重也较一般宝宝要轻。对于这种少食宝宝，妈妈可以缩短喂奶时间和每次喂奶的时间间隔。一旦吃奶的过程中，宝宝把奶头吐出来，就不要再给宝宝喂奶了。过两个小时再给宝宝喂一次。这样，虽然每次的量少了，但由于次数增加了，每天摄入的总量并不会减少，足以提供宝宝所需要的营养。只要宝宝精神状态好，脸上常露笑容，不无缘无故地哭闹，妈妈们就不必担心。

喂养小贴士

虽说按需喂养是孩子有需求我们就喂，但有时碰上老睡不醒的孩子，就不要太拘泥于孩子的主动要求了。孩子长久不吃，很可能造成低血糖。

9. 宝宝吃得够不够，看尿量、看增重

不管是母乳喂养还是人工喂养，有一个问题是所有的父母都非常关心的，那就是宝宝吃得够不够。这个可以通过观察知道。

看哺乳的次数。出生头 1 ~ 2 个月的宝宝，每天哺乳 8 ~ 10 次。3 个月大的婴儿，24 小时内至少哺乳 8 次。哺乳时须听得到宝宝的吞咽声。

看排泄情况。每天至少换 6 块湿尿布，并有少量多次或大量一次质软大便的，说明入量够了。母乳喂养的宝宝，尿会多一些。

看睡眠情况。出生 1 ~ 2 个月内的宝宝，两次哺乳之间宝宝很满足、很安静。

看体重增加情况。满月之前，宝宝每周平均增重 150 克左右，这期间有一个生理性体重下降，妈妈们不要担心；2 ～ 3 个月婴儿每周增加 200 克左右。

看神情。入量够的宝宝眼睛亮，反应灵敏。

如果是母乳喂养，在哺乳前妈妈乳房会有充满感，哺乳时有下乳感，哺乳后乳房较柔软。

还有的妈妈会想：宝宝总是不断地吃会不会撑着？这也是一种无谓的担心。因为他自己会调节，真吃多了他就吐出奶头来了。吃母乳的宝宝一般是不会撑到的，母乳好消化。如果吃的是配方奶的话，妈妈需要多观察宝宝的食量，根据孩子的情况给奶。

我们知道孩子的差距是很大的，从 2500 克的新生儿到 4000 克的新生儿都是正常范围之内的，这体重差着 1500 克，肯定有区别了。还有各种遗传基因的不同，一样体重的孩子，有的孩子能吃，有的孩子不能吃。一定要根据孩子的具体情况来给他喂。

我们在人工喂配方奶的时候，一定要严格按照说明加水和奶粉，不能故意给他配稠点或配稀点。比如 60ml 水加一勺奶粉，你就不能放半勺奶粉，这样孩子的营养不够；也不能放一勺半奶粉，这样孩子娇弱的肠胃消化不了。要认真看说明书，这是第一。第二，我们要先放温开水，再加进奶粉；不能先放奶粉，那水的量就不准了。第三，我们不能用开水冲奶粉，这样会破坏奶粉的营养成分。

一般来讲，孩子的食量跟他的体重有关系。3000 克左右的孩子，第一次喂他奶的时候，就是 25 毫升、30 毫升，但是 3500 ～ 4000 克的孩子，我们第一次喂他奶，有时候就能到 30 ～ 35 毫升，差 10 毫升左右，第一次喂奶差这么多。两三天左右，3000 克左右的孩子一次可能吃 45 毫升，4000 克的孩子就要吃到

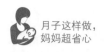

60 毫升左右。这个量不是算出来的，而是观察出来的。

如果 4000 克的孩子，60 毫升奶他用很短的时间就吃完了，可能就是不够了，下次就得多添点。喂配方奶的孩子，一般是 3 个小时或者 4 个小时才喂一次，他两个半小时候就饿了，这说明他上顿没吃饱，这一次就得给他多喂一点。还有的时候，他吃完 60 毫升的奶就哭了，这说明他吃得不够，他还要，就要再给他加点。一次 5 毫升、10 毫升，慢慢地加。

喂养
小贴士

有的妈妈会想：宝宝总是不断地吃会不会撑着？这也是一个无谓的担心。因为他自己会调节，他真吃多了他就吐出奶头来了。

10. 可以补充维生素 D，不需要补钙

新生儿需不需要补钙？有媒体做过调查，发现近六成妈妈认为无论哪种喂养方式都需要补钙；而超过八成的妈妈有为孩子额外补钙的行为。其实，无论是喝母乳的孩子还是喝配方奶的孩子，在 0 ~ 6 个月都不需要额外补钙。

医学研究发现，0 ~ 6 个月的孩子每天需要的钙为 210 毫克；7 ~ 12 个月孩子每天需要的钙为 270 毫克；而母乳中初乳的含钙量是 250 毫克/升，成熟乳的含钙量是 200 ~ 250 毫克/升，可见，母乳完全能满足 0 ~ 6 个月孩子对钙的需求。而 4 ~ 6 个月后，孩子就开始添加辅食了。这时候只要逐步添加辅食，就不太可能出现缺钙等问题。

那么，喝配方奶的孩子呢？他们需不需要补钙？答案还是不用。婴儿配方奶本来就是专门为婴儿的生长发育需求设计的，各种营养素的添加以及各种营养素之间的比例都是经过严格试验后定下来的，自然也能满足孩子的需求。等到吃辅食的时候，婴儿可以从食物里摄取钙，也就不需要额外再补充钙剂了。

有的妈妈可能会这样想："钙是好东西，牙齿啊骨骼啊生长都需要钙，反正补了总比不补强。"这样的想法很要不得。所谓"过犹不及"，多余的钙如果不能被代谢掉，而是积存在孩子的身体里，成为孩子身体的安全隐患。轻的便秘，重的会引起结石。

钙虽然不需要补，但维生素 D 在某些情况下还是有必要补充的。维生素 D 属于激素类营养素，它对人体没有直接营养的作用，但它可以促进骨骼对钙质的吸收。如果骨骼中钙质吸收不好就会导致佝偻病，佝偻病的全称就是维生素 D 缺乏性佝偻病。另外，对免疫系统的发育和成熟，维生素 D 也有促进作用。

正常的婴儿每天需要 400 国际单位的维生素 D，母乳中维生素 D 的含量是偏少的，只有 22 个国际单位（IU）。从理论上来讲，小孩子是可以通过晒太阳来实现自己体内合成维生素 D。但这个实现起来有一定的难度。首先，需要皮肤直接裸露在阳光下，直晒两个小时以上。小孩子皮肤娇嫩，不宜这么长时间地晒太阳。而且像北方地区，冬天冷日照时间又短，更难让孩子直接裸露皮肤晒太阳了。所以，推荐北方冬天出生的孩子，包括新生儿，母乳喂养的要每天补充 400 国际单位的维生素 D。

喝配方奶的孩子要不要补充维生素 D 呢？这个需要根据具体情况来看了。

你可以看看奶粉配方表，其中的维生 D 有没有，有多少。如果少了就要补充了。

一般情况下，一天能喝 600 ~ 700 毫升配方奶的孩子就可以不补充了。

喂养
小贴士

孩子钙补多了也不好，多余的钙如果不能被代谢掉，而是积存在孩子的身体里，成为孩子身体的安全隐患。轻的便秘，重的会引起结石。

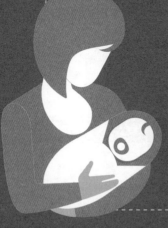

04

遇见阳光般的明媚天使

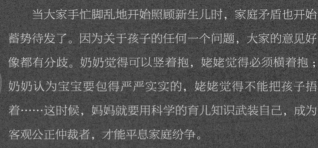

　　当大家手忙脚乱地开始照顾新生儿时，家庭矛盾也开始蓄势待发了。因为关于孩子的任何一个问题，大家的意见好像都有分歧。奶奶觉得可以竖着抱，姥姥觉得必须横着抱；奶奶认为宝宝要包得严严实实的，姥姥觉得不能把孩子捂着……这时候，妈妈就要用科学的育儿知识武装自己，成为客观公正仲裁者，才能平息家庭纷争。

chapter 8

新生儿护理，需要细心＋耐心

1. 你应该了解的新生儿生理状况

当妈妈爸爸开始学着照顾自己的宝宝时，总会被很多问题困扰，因为新生儿身上有太多看不懂的现象。不了解新生儿的生理特征难免会产生疑问——"为什么会这样？""我怎么知道他怎样是正常的？"

其实，正常的新生儿有几个方面的判断标准，你可以通过下面的内容，对宝宝的健康状况做出简单的评估，并知道哪些是新生儿的正常生理现象，而哪些是特殊状态。

正常新生儿的体征

体重。正常新生儿出生时体重超过 2500 克，一般在 3000 ～ 4000 克。

身长。正常足月新生儿出生时身长超过 47 厘米。

头围。新生儿诞生时平均头围在 33 ～ 35 厘米之间。

胸围。胸围比头围小 1 ~ 2 厘米，平均为 32.4 厘米。如果头围比胸围小太多，叫小头畸形；如果头围比胸围大太多则可能是脑积水。

皮肤。一般在出生 2 ~ 3 天后皮肤开始发黄，出生后 4 ~ 5 天是高峰期，皮肤颜色最黄，有时连眼白都发黄，一周后逐渐退掉，这叫作生理性黄疸。

呼吸。随着一声啼哭宝宝宣告了自己降生，从这一刻起，肺就开始工作了。但是他的呼吸方式与成人不同。他以腹式呼吸为主，呼吸较浅，而频率较快，每分钟呼吸 40 ~ 50 次。

心跳。摸新生儿的脉搏会发现，宝宝的心跳快心率波动较大，睡着时为 90 ~ 100 次 / 分，活动时为 120 ~ 140 次 / 分，哭闹时甚至高达 160 ~ 180 次 / 分。

体温。新生儿正常体温为 36℃ ~ 37℃，因为体温调节功能还不完善，要特别注意给他保暖，但也不能包得太多，让孩子捂着。我们可以通过细致观察来判断孩子的衣服合不合适。如果孩子脸色红润，贴身衣服温热，说明衣服正好；如果孩子面唇色红，贴身衣服有些湿，说明衣服多了；如果面色不红润，贴身衣服干凉、四肢冰凉，说明衣服穿少了。

四肢。看手指和脚趾末端，可能微微发紫，这是新生儿四肢血流不多的原因。

大小便。刚出生 1 ~ 2 天先排出黑绿色胎便，此后转为金黄色；大多数新生儿出生后 6 小时排尿，但尿量及排尿次数都比较少，大约一周后尿量明显增多。若超过 24 小时没有大便或小便，就要立刻就医。

视力。宝宝刚出生时视力很低，但有光感，当强光射到眼睛时，瞳孔会缩小。

听力。出生一周左右，听力就会逐渐增强，同时自己还会做出生理反应。

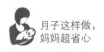
新生儿特有的生理现象

一些生理现象是新生儿特有的，不了解的话常造成新手爸妈的困惑，常见的有：

不规律的呼吸方式。新生儿的呼吸常常是不规律的，时而深时而浅，这是呼吸系统还没有发育好的缘故，不必担心。但如果呼吸困难的同时脸色发紫，就要立即去医院。

卷曲的身体。新生宝宝都喜欢把身体蜷曲起来，这个习惯姿势他在妈妈的肚子里保持了 10 个月，并在出生后仍然会保持一段时间，一般满月后就会消失。

生理性体重下降。新生儿出生后的几天至一周内，体重不但没有增加反而会下降，但降幅不超过出生体重的 8%，并在 10 天左右恢复甚至超过出生体重，这种现象被称为"新生儿暂时性体重下降"，也叫作"生理性体重下降"。

溢奶。溢奶是新生儿期常见的现象。新生儿通常在吃完奶后打嗝时溢奶，也有可能在吃奶后一两个小时，甚至睡着时溢奶。这是因为新生儿的胃是呈水平状的，食道下部括约肌关闭不全。如果宝宝在喂奶后很用力地从口、鼻腔内喷出奶水，而且每天都有一两次以上，同时还有小脸憋红、哭闹、体重增加不良的症状，那就要去看医生了。

打喷嚏。新生儿打喷嚏并不一定是由于感冒，有可能只是因为他的鼻腔太狭小，一点点刺激都会使他打一个大喷嚏。

阴道出血。有的女宝宝还有一种特殊现象就是阴道出血，医学上称为"假月经"。这是因为孩子在妈妈子宫内受到雌激素的影响，阴道上皮增生，阴道分泌物增多，甚至子宫内膜也出现了增生；等到孩子出生，雌激素水平下降，

3~7天后子宫内膜开始脱落，孩子阴道就会流出一些类似月经的少量血性分泌物和类似白带的白色分泌物。不必担心，这是正常生理现象，一般持续1周左右就会结束。

乳房增大。有的新生宝宝会出现这种现象，不管男女都有可能。千万不要挤，以免造成感染。一般在出生后2~3周内这种现象即可消退。

牙龈上有小白点。这种白点俗称为"马牙"，长在牙龈上，不建议用针去挑，通常不用处理就会在出生后2周左右自行消失。

脱皮。在出生后的1~4周内，宝宝的皮肤会有脱皮的现象，尤其是手和脚。这既不是湿疹，也不表示宝宝是干燥性肌肤，而是新生儿特有的皮肤现象，一般几天内就会消失。

惊跳。刚出生的宝宝中枢神经发育不全，当睡着时遇到一点外界刺激，比如突然发出的声音、震动等，宝宝就会把两只小手突然举到头顶，甚至惊醒大哭，这种现象叫作惊跳。

打嗝、抖下巴。有些宝宝还常常打嗝，这并不是消化不良造成的，而是因为新生儿神经发育不全。同样的原因，这还会使某些宝宝下巴不由自主地抖动。这些都属于正常现象。

新生儿各个器官和系统从出生那刻起开始经历逐步成熟和完善的过程，因为在生理上有很多特点，爸爸妈妈更应该学会判断自己的宝宝是不是正常的新生儿。

新生儿生理反射

掌握上面列出的新生儿的生理标准，能帮助你判断自己的宝宝是否正常。

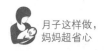
另外，宝宝还有一些特别能力可能你以前从未听说过。

抓取反射。把你的一根手指放在新生儿的掌心，他会立刻握住；当左右手的手指分别被宝宝握住时，只要你轻轻提起胳膊，小小的婴儿也会被悬空吊起来，这就是抓取反射现象。

爬行反射。让宝宝趴在床上，用手掌抵住宝宝的脚掌，他就会向前爬行，这种爬行并非自主意识下的活动而是一种先天能力，叫作爬行反射。

防卫反射。在出生头几天，当皮肤遭到强烈刺激时宝宝会抽动手脚；如果眼前有光闪烁，他还会眯起眼睛，这叫作防卫反射。

这三种反射现象是由人类的祖先遗传下来的，是为了保护刚出生的宝宝适应生存。它们会随着身体的发育慢慢消失，而宝宝也将学会新的能力来武装自己。

育儿
小贴士

有的新生宝宝会出现乳房增大的现象，不管男女都有可能。千万不要挤，以免造成感染。一般在出生后 2 ~ 3 周内这种现象即可消退。

2. 宝宝喜欢妈妈这样抱

很多年轻的父母面对新生宝宝娇弱柔软的身体会手足无措，不知道该如何抱起这个娇小的身体。而宝宝突然离开柔软舒适的子宫，面对陌生的世界也会表现得惊慌不适，渴望温暖的怀抱。因此对于妈妈来说，宝宝出生以后，最重要的课程之一就是学会怎么抱宝宝，让他在自己的怀抱里感觉安全放松。

我们常用到的抱新生宝宝的办法有两种：一种是腕抱法，一种是手托法。

腕抱法。将宝宝的头放在一侧的手臂弯里，以肘部护着宝宝的头，腕和手护着宝宝的背。同时，另一只胳膊伸到下面护住宝宝的腿部、屁股和腰部。这一方法是最为常用的姿势。

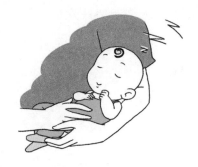

手托法。用一只手托住宝宝的背、脖子、头，也就是我在前面讲到的，让孩子的头、颈、背三点成一线，另一只手托住他的小屁股和腰部。这一方法比较多地用于把宝宝从床上抱起和放下之时。

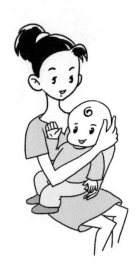

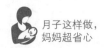
这样抱起宝宝

　　如何抱起与放下宝宝？这得根据宝宝的睡姿进行选择。

　　抱起仰卧的宝宝。你可以把一只手轻轻地放在他的背下及臀部的下面，另一只手轻轻放在他的头部下面，然后两只手同时用力，慢慢地抱起宝宝，使他的身体有依傍，这样头才不会往后垂。抱起后，把他的头小心翼翼地转放到肘弯或肩膀上，使头有所依附。

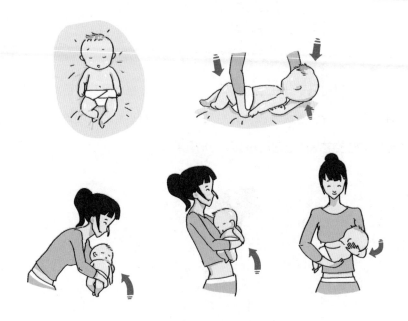

　　抱起侧卧的宝宝。先把一只手轻轻放在宝宝的头颈下方，另一只手放在宝宝臀下，把宝宝揽进手中，确保他的头不耷拉下来，轻轻地抬高他，让他靠近你的身体并抱住。然后将手臂轻轻地滑向宝宝的头下方，这样可使他的头靠在你的肘部。

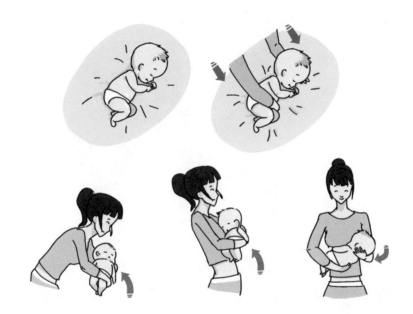

　　抱起俯卧的宝宝。先把一只手轻轻放在宝宝胸部下面，使前臂支住他的下巴，另一只手放在他的臀下，然后慢慢抬高，使宝宝的正部转向你，靠近你的身体；接着轻轻向前移动那只支撑宝宝头部的手，直到宝宝的头舒适地躺在你的肘弯上，另一只手这时可以放在他的臀部及腿部下面。

这样放下宝宝

　　放下仰卧宝宝。一只手置于宝宝的头颈部下方，然后用另一只手托住宝宝臀部，轻轻地放下，两手要一直托着宝宝的身体，直到其重量完全落到床上为止。然后，从宝宝的臀部轻轻抽出你的手，接着用这只手稍稍抬高宝宝头部，使另一只手也能够轻轻抽出来。记住，要缓缓地抽出你的手，同时也要保证不

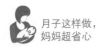
要让宝宝的头部向后落到床上。

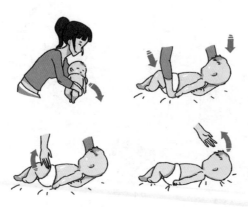

　　侧着放下宝宝。让宝宝先躺在你的手臂上，头靠着肘部，然后用另一只手托住宝宝的头部。接着，慢慢将宝宝放到床上，轻轻抽出置于宝宝身下的那只手。然后再轻轻抽出你放在宝宝头下面的那只手，并轻轻地放下宝宝的头。这样，宝宝就可以侧卧在床上了。

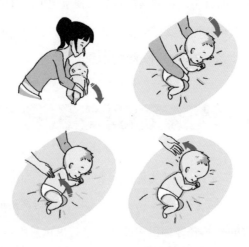

　　新生宝宝骨头都特别娇弱，抱着他的时候要注意托着宝宝的头部。出生不

久的宝宝，头大身子小，颈部肌肉发育还不成熟，也没有力量支撑起整个头部的重量。所以抱宝宝时，一定要托着他的头，以免伤到颈部。在抱的时候，可以把宝宝抱得稍紧一点儿，这样可以增强宝宝的安全感。

同时，尽量少竖着抱。竖抱宝宝时，宝宝头的重量就会全部压在颈椎上，而新生儿的头部占全身长的1/4，颈椎还不足以支撑整个头部，这样就会伤到宝宝的脊椎。这些损伤在当时不容易发现，却可能影响孩子将来的生长发育。所以在宝宝1～2个月颈肌还没有完全发育时，一定要防止这种不正确的抱姿。

在抱着宝宝时，要同他说话，并进行温柔的目光交流。这种感情交流，可以使宝宝的视野更开阔，受周围环境的刺激更多，对孩子的大脑发育、精神发育以及身体生长都有着极大的好处。

因为胎儿在母体内听惯了母亲的心跳，出生后让他再听到这样熟悉的声音会产生一种亲切感，也更容易适应这种情境，从而使情绪平复下来。所以抱宝宝时，可以将他的头部放在左侧贴近心脏的位置，让他能听到大人心跳的节律，这样会让他有安全感。

宝宝刚出生的时候，年轻的爸爸妈妈总是会爱不释手，恨不得一天24小时都将他抱在怀里。适当地抱，可以增加新生儿的安全感，是大有好处的。但是如果久抱，就有悖于新生儿的生长发育规律，不利于宝宝的生长发育了。首先，出生不久的宝宝，每天需要20小时以上的睡眠时间。除了喂奶、换尿布等特殊情况外，爸爸妈妈不要过多地抱宝宝。其次，小婴儿胃、贲门还没有发育完全，肌肉还比较松弛，但幽门肌肉却很紧，在这种情况下，哺乳或喂食后，如果将宝宝抱在怀中逗玩，食物很容易从贲门溢出，造成溢奶。最后，宝宝的骨骼生长比较快，如果长期抱在怀中，对宝宝骨骼的正常成长也会造成不利的影响。

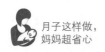
育儿
小贴士

尽量少竖着抱宝宝。竖抱宝宝时，宝宝头的重量就会全
部压在颈椎上，而新生儿的头部占全身长的1/4，颈椎还不
足以支撑整个头部，这样就会伤到宝宝的脊椎。

3. 为新生儿穿衣，有方法所以简单

很多妈妈比较怕给新生宝宝穿衣服，因为新生儿身体很软，头部无力，四
肢呈屈曲状。但是我们护士不一样，非常熟练。有的人看到我给新生儿穿衣服
就会说："这么麻烦的事情，到了您手里怎么跟玩儿一样？"这是因为我有方
法。并且，我的方法其实并不难学。

先让宝宝平躺在床上，查看一下尿布是否需要更换，这样可以避免宝宝在
穿衣服的过程中尿床。新生儿的穿衣顺序是先穿上衣再穿裤子。我们这里说的
是套头衫。

首先，把上衣沿着领口折叠成圆圈状，将两个手指从中间伸进去把上衣领
口撑开，然后从宝宝的头部套过。为了避免套头时宝宝因被遮住视线而恐惧，
妈妈要一边跟他说话一边进行，以分散他的注意力。

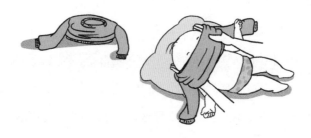

接着是穿袖子。一般人会把一只袖子沿袖口折叠成圆圈形，妈妈的手从中间穿过去后握住宝宝的手腕从袖圈中轻轻拉过，顺势把衣袖套在宝宝的手臂上，然后以同样的方式穿另一条衣袖。

我的方法不是这样的。因为新生儿的手臂是弯曲的，你越拉宝宝越曲，如果用力则会损伤手臂。我的方法是将宝宝的小手放到袖子的入口处，然后抵住，另一只手向下撸袖管，小手自然从袖子里出来了。比你去拉方便很多，特别是瘦的袖子，拉出手来很费力。

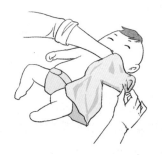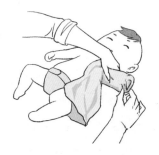

最后一步是整理。一只手轻轻把宝宝抬起，另一只手把上衣拉下去。穿裤子也采取同样的方法。先把裤腿折叠成圆圈形，母亲的手指从中穿过去后握住宝宝的足腕，将脚轻轻地拉过去。穿好两只裤腿之后抬起宝宝的腿，把裤子拉直。最后抱起宝宝把裤腰提上去，并把衣服整理平整。

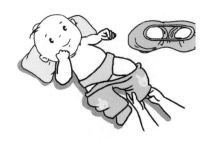

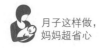
如果是连体衣，应先把所有的扣子都解开，让宝宝平躺在衣服上，脖子对准衣领的位置，然后用和上面同样的方式把衣服套入宝宝的手臂和腿上。注意，给宝宝穿衣服时动作一定要轻柔，要顺着其肢体弯曲和活动的方向进行，不能生拉硬拽，这样会伤到宝宝。

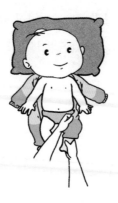

还有人问："宝宝应该穿什么？"我们知道宝宝的皮肤特别娇嫩，还特别容易出汗。所以，为了保护宝宝娇嫩的皮肤，一定选择纯棉质地的衣服。纯棉织品的通透性和保暖性俱佳，对宝宝皮肤刺激小，而且容易洗涤。衣服的颜色宜素净。一方面避免了深色颜料染成的布对宝宝娇嫩的皮肤造成刺激；另一方面，如果宝宝弄脏了衣物，妈妈也可以及时发现。

衣服款式应宽松简单，这样便于宝宝四肢活动，过紧的衣服也不利于血液循环。当然，也不宜过于宽大，太宽大了折在一起会硌着宝宝的。一般宽出一寸半到两寸即可。衣服上要避免过多装饰。领口的花边、纽扣、拉链等装饰，容易划伤宝宝。很多商场卖的无领斜襟的宝宝装，式样简单，穿着宽松、舒适、穿脱方便，是妈妈们理想的选择。

新生儿每天尿的次数都特别多，需要经常换尿布。夏天还好，但冬季老换尿布，宝宝就很容易着凉。这时，可以给宝宝选几件宽松舒服的连脚裤。在裤腰上做两个小扣袢，把裤子与上衣连在一起穿。换尿布时只需要解下扣袢，上身及下身就不会受凉了。同时，由于不需要在裤腰处系带，就避免了对宝宝胸部发育的不良影响。

另外，宝宝不喜欢换衣服，不喜欢把正穿得舒服的衣服脱掉，他们害怕裸露自己的身体。所以，给宝宝换衣服时，大多宝宝会哭闹。如果宝宝哭闹，妈妈不需要慌张，应尽量保持情绪的平稳，并让手下的动作更轻柔。同时，妈妈也要亲切地注视着宝宝的眼睛，并用温柔的话语安慰宝宝，给他传递安全感。把每一次的穿衣时间变成亲子谈话或游戏的时间，你和宝宝都会更加快乐轻松。

育儿
小贴士

给宝宝穿衣服时，为了避免套头时宝宝因被遮住视线而恐惧，妈妈要一边跟他说话一边进行，以分散他的注意力。

4. 睡袋 VS "蜡烛包"

新生儿打"蜡烛包"是老人们的传统，老人们会用布、毯子、小棉被把新生儿严严实实地包裹起来；有时会因为担心宝宝手脚乱动打散了包裹，还要用带子或绳子把包裹捆绑起来。其目的是防止孩子长大后出现罗圈腿，也叫 O 型腿 。其实罗圈腿是由于缺乏维生素 D 引起的，因为过去的孩子大部分是母乳喂养，又不添加维生素 D，冬天日照又少，因此容易缺维生素

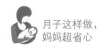
D。如果孩子学走路早一点，因为缺乏维生素D引起钙不足，腿软，就变成"O"型腿了。但现在的孩子刚出生医生就让添加维生素D了，所以一般情况下，我们的孩子不太会再生这种病。为什么说不要再把孩子打成"蜡烛包"呢？

首先，严实的包裹限制了宝宝的成长。宝宝越小，生长越快。包裹过紧，不仅限制了宝宝的手脚运动，还限制了宝宝胸廓的运动，这样既限制了孩子的体格生长，又限制了孩子肺部功能的发育。其次，妨碍大脑发育。感知觉是刺激大脑神经细胞发育必不可少的条件。包裹过严限制宝宝的四肢运动，这也就减少了孩子获得这些刺激的可能性，从而妨碍孩子的大脑发育。最后，对孩子健康不利。因为包裹严实，所以不会经常打开，这样就很容易滋生细菌，从而让宝宝患上尿布疹、脐炎、皮肤感染、褶皱处糜烂等疾病的概率增加。

但是，我也不建议你特别自然地养孩子，让他的小胳膊小腿都在外面，一点东西都不盖，孩子这样也是睡不踏实的。孩子在妈妈的子宫里是一个完全自由的方式，但是他认为安全，为什么呢？小孩在子宫里，被温暖的羊水包裹着，永远都是一个温度，有妈妈的心跳声音，他一伸胳膊一伸腿都能碰到妈妈的子宫壁，能触得到底儿能碰到东西，他的安全感非常强。一旦他从妈妈的子宫出来了以后，离开了羊水，也没有妈妈心跳的声音，又摸不着边，他就害怕了，即使熟睡中他也会不时惊醒过来。所以要稍微给他包上点东西，他一伸胳膊一踢腿都有东西，他就会认为安全了。咱们大人也是一样，要是不会游泳下到水里也害怕，套上救生圈就会觉得踏实。所以，你要想让新生儿睡得踏实，小胳膊小腿得给他盖上点东西。

有些妈妈害怕宝宝受凉，冬天喜欢给刚出生的宝宝穿上几层衣服，内衣之外是背心，背心之外又是毛线衣、棉袄，以为这样才会暖和。其实这样的保暖效果不一定好。应该保证身体与衣服之间有一定的间隙，让空气流通起来，这样的保暖效果更好。另外，我们现在的生活环境比较好，如果在城市里无论春夏秋冬，我们都要求室内保持适宜的温度和湿度，所以不用穿很多衣服。当然，如果室温达不到要求，就要添加衣物和被子。

盖被不要太大，1米见方就可以了。咱们国内还好，即使母婴不同床也同室，基本上有人看着。但是在国外，两三个月的孩子就自己睡一个屋。有时候太大的被子会捂着孩子，使孩子发生窒息。我建议最好是让孩子用睡袋，既不会被孩子踢掉，也不会捂着孩子，造成窒息；同时在睡袋里面孩子的手脚可以活动又能够得着边，就像妈妈的子宫一样，他会睡得比较安稳。

育儿小贴士

严实的包裹限制了宝宝的成长。宝宝越小，生长越快。包裹过紧，不仅限制了宝宝的手脚运动，还限制了孩子肺部功能的发育。

5. 给孩子洗澡，是门细致的学问

有的人不愿意给孩子洗澡，或者是一个星期、半个月、一个月给孩子洗一次澡。我建议天天给孩子洗澡。我们过去在婴儿室是天天给孩子洗澡的。有什么好处？

第一是清洁卫生，另外一个重要目的，我们能借机给他做全身的皮肤检查。

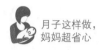
洗澡就得给他脱光，就能看出孩子的皮肤正不正常。如果不给他洗澡，即便是给他换衣服，也不会看得那么仔细。

第二，每天给孩子洗澡，是给孩子一个运动和锻炼的机会。现在大人都舍不得孩子哭，又给他吃那么多奶，他完全没有活动了，洗澡实际上就是给他一个活动的机会，也有助于他的智力发育。

第三个好处，预防感冒。无论春夏秋冬，坚持天天游泳的人就不容易感冒，因为他对四季的温度变化习惯了。孩子也这样，你天天给他洗澡，他也会习惯温度的变化。一脱衣服有点凉，一穿上衣服就暖和了，在穿脱衣服中促进了孩子的血液循环，也锻炼了机体对环境温度变化的适应能力。要是半个月或一个月才给孩子洗一次澡，这半个月、一个月都是那样的温度，猛一折腾孩子就容易病，反而就感冒了。我的儿子小的时候我就天天给他洗澡。

一般说来，如果条件允许，新生儿从出生的第二天开始就可以每天洗一次澡。给宝宝洗澡最好在喂奶前的 1～2 小时进行，这样可以避免宝宝洗澡的时候吐奶。

给宝宝洗澡前要做好准备工作。一是保持适当的室温，26℃～28℃是合适的室温。所以当室温低于这个温度时，就要考虑用取暖器。在这里需要重点说明一下，取暖设备不要用浴霸，因为强光会灼伤宝宝的眼睛，可以用电油汀，电油汀温度上升比较均匀，且对宝宝又很安全。二是准备必要的衣物，包括宝宝需要换洗的衣服、尿布和洗澡时要用的浴巾、毛巾、沐浴露、洗发露等。建议用专门的宝宝浴液或者香皂，这类清洁用品酸碱度适中、配方温和，更适合婴幼儿。尽量不要用成人香皂，避免刺激宝宝娇嫩的皮肤。浴液或香皂也不需要每天都用，隔天用一次就可以了。然后要准备的是大小适中的浴盆。洗澡水的温度以 38℃～40℃ 为宜。妈妈可以用手试一下温度，以不烫手或水滴在手背上感觉稍热就可以了。在脐带还没有脱落前，是不能将宝宝直接浸泡在浴盆中洗澡的，同时要上下身分开来洗。

先洗头和脸。大人坐在小椅子上，给宝宝脱掉衣服，用大毛巾裹住宝宝的全身，然后把宝宝仰放在大人的一侧大腿上，给宝宝清洗头部和面部。

一般先洗上半身。洗完头和脸，用大毛巾裹住宝宝下半身，用毛巾依次清洗宝宝的颈部、腋下、前胸、后背、双臂和双手，然后擦干。洗上半身时，注意不要让水弄湿脐部。

清洗下半身。洗下半身的时候，应该用干净的大毛巾将新生儿的上半身包裹好，让新生儿卧在大人的一条手臂上，头靠近大人手臂同侧的胸前，用一手抓住宝宝的一条大腿，清洗外阴部、腹股沟处、臀部、双腿和双脚。

当宝宝脐带脱落后，有的家长会在给宝宝洗完头部和面部后，去掉浴巾直接把宝宝放在浴盆中清洗全身。但我不建议这么做。一是因为盆底很滑，宝宝的身体也很滑，浴盆大多是椭圆形的，一个扶不稳，宝宝整个身体会滑入水中，有些危险，如口鼻呛水、耳朵进水等。大人和宝宝都会吓一跳。第二是新生儿控制不了大小便，小便还没事，而一旦大便，宝宝就会泡在便汤中，不但没有达到清洁的目的，反而使皮肤易感染到细菌。如果条件允许，我建议用恒温的流动水洗澡。

给宝宝洗澡的时间不要过长，控制在 3 ～ 5 分钟内；如果宝宝身体好，可以适当延长，但不要超过 7 分钟，以免宝宝着凉。洗完澡后，用浴巾将宝宝包好，轻轻擦干身上的水分。

夏天洗完澡后可以用棉花蘸上少许爽身粉或者大人用手涂上薄薄一层爽身粉，轻轻地抹在新生儿的皮肤上。不要直接将爽身粉撒在新生儿的身上，这样

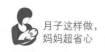
爽身粉可能会让新生儿吸入鼻中或散落在眼睛里。皮肤的褶皱处不要用爽身粉，可以涂上少许的婴儿润肤油，以防止皮肤糜烂。宝宝的会阴部不要擦爽身粉。冬季可使用婴儿润肤露滋润宝宝肌肤，以降低表面摩擦。然后给宝宝垫上干净的尿布，穿上干净的衣服。

给宝宝洗澡时，要特别注意不要让水流进宝宝耳朵内。给宝宝洗澡时，大人可以一只手托住宝宝的头部和颈部，同时用拇指和中指从新生儿头的后面把耳廓像盖子一样按在外耳道口上，以防止洗澡水流入耳道内。再用另一只手为宝宝洗头。万一宝宝的耳朵不小心进了水也不要慌，用干棉签轻轻擦拭即可，但不要捅得太深。

虽然宝宝出生才几天，但同样男女有别。表现在洗澡上就是会阴部位的不同清洗方法。

清洗男宝宝会阴时，可以用纱布或毛巾擦拭大腿根部和阴茎。把阴囊轻轻地托起，清洁四周。清洗阴茎的动作要轻柔，不要推动包皮。然后抱起宝宝，一手抓住一条大腿，清洗屁股、肛门。洗完后涂上防护的屁屁霜，换上干净尿布。

清洗女宝宝会阴时，可以先用干净纱布清洁外阴，注意由里到外，由前往后擦洗，不要擦到婴儿的小阴唇里面。然后抱起宝宝，一手抓住一条大腿，清洗屁股、肛门。洗完后在臀部涂上护肤膏，更换干净尿布。清洗纱布只能用一次，若要重复使用，须经过清洗煮沸消毒后才能再用。

孩子大便后洗屁股，也要这样根据孩子的性别，采取不同的方法步骤来清洗。

有时候在小女孩的会阴里，我们会看到一些白色的油腻的东西，我们称之为"胎脂"，这是从娘胎里带出来的，原本覆盖着新生儿的全身，孩子出生后，我们在医院已经给处理掉了。不过有时候，小女孩大阴唇小阴唇之间的地方护士给疏忽了，所以在家里一般也只看得到这里的胎脂。怎么清洗呢？跟我们在医院里一样清洗。在医院，我们会拿高温消毒过的花生油来擦，因为胎脂都是油，用水根本洗不掉，只能先用油溶了再用水洗。在家的话，可以先把食用油炸一下，等油凉下来了用棉签蘸着涂到胎脂上，几分钟后，再用另一根棉签蘸点油轻轻一擦，胎脂就掉了。不要用水或者干棉签硬擦，很容易擦破孩子的皮肤。

当然，有些特殊情况是不宜为宝宝洗澡的。

新生婴儿抵抗力较低，宝宝患病时不宜洗澡。特别像发热、感冒、腹泻时，最好不要给宝宝洗澡。如果病情较轻、精神状况良好，也可以适当洗澡，但一定要做好保温工作，缩短洗澡时间，防止因受凉而使病情加重。

宝宝出现皮肤感染、水疱、溃烂及湿疹等皮肤病时不宜洗澡。但如果病变仅局限于较小的范围内，可以对其他部位进行擦洗。

当宝宝患肺炎、缺氧、呼吸衰竭、心力衰竭等严重疾病时，应尽量避免洗澡，以防洗澡危及新生婴儿的生命。

宝宝刚打完预防针，也不要洗澡。打完预防针后，宝宝的皮肤上会留下肉眼看不见的针眼，需要一段时间才能长好。如果刚刚打完预防针就给宝宝洗澡，未愈合的针眼处容易受到污染，引起发炎，所以一般建议接种 24 小时后再洗。

育儿
小贴士

给宝宝洗澡前要做好准备工作。一是保持适当的室温，26℃~28℃是合适的室温。所以当室温低于这个温度时，就要考虑用取暖器。

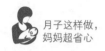
6. 宝宝皮肤的养护，以及病态肤色的鉴别

我经常接到新妈妈惊慌失措的电话："杨大姐，怎么办，孩子身上和脸上都在蜕皮啊！""杨大姐，我家宝宝脸上出现了一些白色的小痘痘，这可怎么办啊？"或者是"孩子的脸怎么整天红彤彤的，是不是生病啦？"其实，这些都是正常现象。

新生儿在出生 24 ~ 36 小时后会出现脱皮的现象，并持续 2 ~ 3 周。这是因为宝宝刚刚脱离母体，对周围的环境还不适应时所出现的一种正常反应——千万不要让宝宝的皮肤状况吓着你。同时，由于新生宝宝的表皮角质层出生时并未完全褪去，再加上油脂分泌不足，所以新生儿的皮肤较容易产生干燥及皲裂现象。我们可以在孩子蜕皮期间给他涂些润滑油，以保持皮肤湿润，防止蜕皮后皮肤会出现小裂口，降低感染的危险。还有，不要撕掉宝宝的蜕皮，等它自然脱落就好了。如果宝宝身体的某些部位，如手腕、膝盖、脚踝等处出现裂口或有出血现象，也不要惊慌。仍然可以为宝宝擦拭婴儿油以滋润宝宝的肌肤，帮助其愈合。

白色的小痘痘，也无须惊慌。新生宝宝的脸上常常会出现一些白色的"粟粒疹"，鼻头上也容易长一些类似痘痘的"新生儿痤疮"，而头部、眉角、双颊、耳朵等处也常有一些不易去除的黄色皮屑，这些都是正常现象，多数会在出生数个月后消失。但千万不要用手去挤这些"痘痘"，否则容易造成局部感染。

新生儿红彤彤的小脸蛋经常会在冬天看到，这样的宝宝皮肤有些粗糙并且干燥。这时我们需要给宝宝抹一些婴儿油或凡士林等婴儿保养品来改善他的皮肤状况。如果是夏季，孩子可能还会长一些红色的小痱子。这是由于气温较高，新生宝宝皮肤汗腺分泌旺盛，汗腺分泌物常堆积在汗腺口从而引发的，多见于面部、背部或胸部。这时妈妈要保持房间的通风和凉爽，勤给宝宝洗温水澡，保持新生儿的皮肤清洁。当然，必要的时候也可以在长痱子的皮肤上涂上婴儿热痱粉，帮助宝宝去痱止痒。

作为看护人，我们需要特别注意的是不要让新生儿的皮肤发生糜烂。新生宝宝的皮肤非常娇嫩并且代谢很快，所以特别容易受汗水、大小便、奶汁和空气灰尘的刺激而发生糜烂。尤其是皮肤的褶皱处，如颈部、腋窝、腹股沟、臀部等处，更容易发生感染，成为病菌进入体内的门户。所以在照料宝宝时一定要细心观察，稍有不慎，可能就会出现大麻烦，给宝宝的健康埋下隐患。为了防止不必要的损害，新生儿最好每天洗澡，尤其是耳后、颈下、腋下、手心、大腿根部、指（趾）缝间等处，都要仔细地清洗。

新生儿皮肤很薄，表皮是单层细胞，真皮中胶原纤维少，因而缺乏弹性，防御外力的能力较差，受到轻微的外力就会发生损伤，损伤后又特别容易感染。因此，在护理新生宝宝时，我们一定要先修剪指甲，操作时动作要轻柔，以免接触新生儿皮肤时发生意外损伤。

需要我们特别注意的是新生儿的一些肤色异常，这可能是疾病的预警信号。正常新生儿皮肤颜色为红色，早产儿可表现为粉红色。在宝宝出现某些病症时，肤色也会出现异常。

皮肤偏黄，可能是病理性黄疸；皮肤苍白，四肢发凉，则可能提示宝宝体温偏低，或者是有些贫血；皮肤青紫并伴有呼吸困难等症状，则可能是呼吸系统出现了某种病变。所以，当宝宝皮肤的颜色变得不正常时，一定要及时带宝宝到医院诊治，以免贻误病情。另外，在给宝宝喂奶、换尿布、洗澡时，尤其

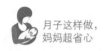
是对容易感染的脐部、臀部的皮肤，更要细心观察。

刚出生的宝宝皮肤娇嫩，血管丰富，角质层发育差，接触外用药时有极强的吸收能力和渗透能力。因此，宝宝一定要慎用外用药。如果宝宝确实需要用外用药物，要特别注意以下几点：

切忌使用胶布及氧化锌软膏、膏药之类的硬膏剂敷贴在皮肤上，这类药物容易引起接触性皮炎。宝宝患皮肤病或进行皮肤消毒时，不要使用刺激性很强的药物，如水杨酸、碘酒等，以免使皮肤发生水疱、脱皮或腐蚀等情况。如必须使用，也要在医师的指导下进行。如果出现刺激症状，应立即停药。局部涂药面积不可过大，浓度不宜太高。比如硼酸，一般用于小面积湿敷，毒性不大，但如果用于大面积的皮肤病，则可以通过创面吸收而发生急性中毒。

如果孩子的皮肤有一点小感染，我有一个法宝，就是眼药膏，那种最常见的金霉素眼药膏、红霉素眼药膏。前面我们说如果产妇有痔疮可以涂点眼药膏，孩子也可以用。比如孩子臀红了，红得特别厉害，冒血点，说明皮肤都破了，可以给他用一点这些眼药膏，预防感染。

育儿
小贴士

新生儿最好每天洗澡，尤其是耳后、颈下、腋下、手心、大腿根部、指（趾）缝间等处，要仔细地清洗。

7. 新生儿五官护理，需要细心观察

新生儿的五官是爸爸妈妈比较关心的地方，毕竟护理不当是会影响孩子一

生的。

先说眼睛。给宝宝洗脸时，千万要注意保护好宝宝的眼睛，只要用毛巾或小纱布蘸温开水清洗即可。有些出生不久的小宝宝眼屎比较多，妈妈多误以为宝宝"火气"大。其实，这不是宝宝"火气"大，而是宝宝通过妈妈的产道时，被产道里的细菌感染造成的。所以，如果宝宝眼屎较多，妈妈应该带宝宝到医院请眼科医师诊治。

有一种是绿脓杆菌感染，这时候孩子眼睛的分泌物是黄绿色的，很多，很浓。还有一种情况，始终就只有一只眼睛有分泌物，用什么药都不管用。这有可能是小孩的泪囊堵塞了，泪囊堵塞以后，眼睛里眼泪排不出来，所以老有分泌物。

这些情况都得带孩子到医院去看检查，不要认为孩子眼睛有分泌物了，只是有点"上火"，用清水擦一擦就行了，不是那么回事。一定要到医院去，让医生诊断，根据孩子的情况确定不同的治疗方法。像严重的绿脓杆菌感染，发展到一定程度是可能使孩子的角膜破裂的。所以，如果孩子眼里有分泌物了，不要轻视，要带孩子到医院去就诊，及时用药，保证孩子的健康成长。

然后是鼻子。新生儿只能用鼻子呼吸，所以鼻子不顺畅就会呼吸不畅。我们要观察孩子的鼻孔，看有没有鼻垢和鼻涕，若有就及时清理掉。新生儿那么娇嫩，清理起来可不容易。我们先用"三点一线"的手法用一只手固定好孩子的头，另一只手先用棉签蘸水软化，这时宝宝的鼻腔会有不适感，有可能会自动打喷嚏，自然就会将鼻垢、鼻涕排出来了。千万不要用大的干棉签硬插入宝宝的鼻腔。操作时一定要小心，不要伤害到孩子娇嫩的鼻腔黏膜。

现在市场上有几种吸鼻器在卖，是专门用来清理小婴儿鼻子分泌物的，有

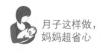
泵式、电动式、吸式等几种。一般的家长会选择吸式的，因为它由妈妈的嘴巴
吸力控制，吸力好掌握，而且能够防止逆流，使用比较方便。

新生儿耳朵护理。护理的关键是不让它们进水，洗澡的时候尤其要注意，
这一点我们前面说过了。耳朵的护理还涉及到耳屎的情理。一般情况下，宝
宝的耳屎呈浅黄色片状，也有些宝宝的耳屎呈油膏状，附着在外耳道壁上。少
量耳屎可以起到保护听力的作用，不需要做特殊处理。这些耳屎会在宝宝吃奶
时，随着面颊的活动而松动，并会自行掉出。如果妈妈发现宝宝的耳屎结成了
硬块，可以到医院五官科请医师用专门的器械取出来。千万不要自行掏挖，以
免伤到宝宝。

如果宝宝的耳朵里有脓性分泌物流出，那说明耳朵里面有炎症了，要马上
带到医院诊治。

宝宝眼屎多，有时不是宝宝"火气"大，而是宝宝通过
妈妈的产道时，被产道里的细菌感染造成的。所以，如果宝
宝眼屎较多时，妈妈应该带宝宝到医院请眼科医师诊治。

8. 新生儿的大小便，他健康的晴雨表

刚刚出生的宝宝，每天最重要的事情除了睡觉，就是吃奶和大小便。孩子
大小便后，我们除了要做好清理工作，还要学会观察。因为大小便情况在很大
程度上反应了孩子的健康状况。

新生儿出生时膀胱中仅有少量尿液，90% 的新生儿会在出生后 24 小时内第一次排尿，有的会延长至 48 小时，这些都是正常情况。如果宝宝超过 48 小时仍然无尿，应该咨询医师，查找原因。

新生儿尿液的多少取决于摄入奶水的多少。在最初几天里，宝宝摄入量少，每日排尿 4～5 次，之后随着入量的增加，宝宝的排尿次数也会增加，每天甚至可达 20 次以上，日总量约在 100～300 毫升，满月前后约在 250～450 毫升。对于宝宝而言，排尿次数多是正常现象，不能因为宝宝老是排尿，就减少哺乳的次数或每次的哺乳量。

如果妈妈发现宝宝的尿量明显减少了，首先就要考虑入量够不够。另外如果入量不少，但是尿量特别少就要到医院检查，看看尿道、膀胱、肾脏等泌尿系统有没有什么问题，这个就属于病理性的了。

如果宝宝尿液混浊或有特殊的臊臭气味，同时伴有尿频、尿急，排尿时啼哭，则很有可能是泌尿系统感染，也要及时带宝宝看医生。

新生儿的第一次大便会在出生后的 36 小时内出现。第一次大便医学上称之为胎便，这些黏稠、黑色的物质是胎儿肠道分泌物、胆汁、吞咽的羊水以及胎毛、胎脂、脱落的皮肤上皮细胞等在肠道内混合而成的，必须在开始正常的消化之前排出体外。

胎便只出现一次，之后转为正常的黄色粪便。如果新生儿出生 36 小时后尚无大便排出，应该请医生检查是否患有先天性消化道畸形。

如果宝宝是用母乳喂养的，则大便呈金黄色的稀糊状。如果宝宝完全喝配方奶粉，则大便会较干，呈淡黄色，可成型。混合喂养的宝宝，大便性状介于

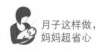
两者之间。

新生儿大便次数不定，一般为一天 2 ~ 5 次。母乳喂养的新生儿大便次数
要多一些。

有的新生儿每次换尿布时尿布上都有大便，妈妈很担心。其实，只要大便
均匀、水分不多、不含黏液或者偶尔带有少许奶块，那么就是正常情况。

人工喂养的新生儿，如果发现大便呈灰色，且质硬、较臭，则表示食物中
蛋白质过多而糖分过少，可以考虑换一种品牌的奶粉试试。

母乳喂养的新生儿，如果大便呈深绿色黏液状，可能提示母乳不足，孩子
处于半饥饿状态，须增加母乳量。如果母乳确实不足，应添加配方奶等。

一般而言，只要宝宝正常排便，颜色的深浅变化并不是什么特别严重的
问题，便便略干略稀也并不能说明宝宝有什么毛病。但是，如果大便的形态
和次数有明显改变，那就需要妈妈当心了，因为它可能提示宝宝的生理状况
有异常。

育儿
小贴士

有的新生儿每次换尿布时尿布上都有大便，妈妈很担心。
其实，只要大便均匀、水分不多、不含黏液或者偶尔带有少
许奶块，那么就是正常情况。

9. 预防臀红，用婴儿皂清洁是关键

除了观察宝宝的大小便，及时发现异常之外，我们也要做好宝宝大小便之

后的清洁工作。妈妈一定要为宝宝勤洗勤换，每次宝宝大便后都要为宝宝清洗外阴和小屁屁。我建议宝宝便后的清洁工作，最好用温水洗，并要用婴儿浴液或者婴儿皂。因为这是预防臀红最有效的方法。

臀红就是西医上说的尿布皮炎。孩子的大便是弱酸性的，只用清水洗，是洗不干净的。婴儿浴液或者婴儿皂都是弱碱性的，它们才能把孩子皮肤上的弱酸性中和掉。有人不愿意用婴儿浴液或者婴儿皂，认为会刺激孩子的皮肤，实际上婴儿浴液或者婴儿皂是比较安全的，它们远没有大便残留的弱酸性对孩子的皮肤刺激大。

有些人很疑惑：每次大便后都用清水给孩子洗了或者每次便后都用湿纸巾给孩子擦了，为什么孩子还臀红？就是因为用清水洗用湿纸巾擦并没能彻底清洁掉大便中的弱酸性。也有人可能说："虽然我没有用婴儿浴液或婴儿皂给孩子洗，但我用水洗完了还给他涂了护臀霜呢。"别忘了，大便中的弱酸性还在皮肤上，你给他抹涂护臀霜根本没有起到作用。

很多人会怕浴液有化学物质，会伤害到宝宝。其实只要选择大品牌、口碑好的产品就不必担心，那些产品都是经过亿万个婴儿使用才沿用到现在的，安全性是有保证的。当然，你不必每天洗澡特别是洗头发时都给孩子用浴液浴皂或者洗发水，隔几天给他用一用就行了，孩子最多就是有点汗。但是洗屁股这事儿得每次都用，要不然孩子就容易红屁股。

有的孩子臀红得特别厉害，小屁股上都是小血点。我们现在条件这么好，家里一群人护理一个宝贝，甚至还会请月嫂，出现这种情况，实在不应该。我原来在婴儿室一个人护理 40 个孩子都不会出现这个问题，为什么？原因就在这儿。我第一次进婴儿室，我的护士长就告诉我，给孩子洗屁股必须用婴儿皂，

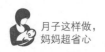
那时候还没有浴液。

用浴液或浴皂给孩子洗完，再涂上护臀霜。护臀霜是油性的，油不溶于水，这样就在孩子的大小便和皮肤间形成了隔离，大小便就不能直接刺激到孩子的皮肤了，从而保护了孩子的皮肤。

如果孩子臀红了，红得特别厉害，冒血点，那说明皮肤都破了，可以给他用一点眼药膏，金霉素眼药膏、红霉素眼药膏都可以，能够预防感染。

另外，涂护臀霜不能只涂在两处的突出部分，肛门周围及男宝宝的阴体下面都要涂一些，这些部位也极易破溃。

育儿小贴士

有人不愿意用婴儿浴液或者婴儿皂，认为会刺激孩子的皮肤，实际上婴儿浴液或者婴儿皂是比较安全的，它们远没有大便残留的弱酸性对孩子的皮肤刺激大。

10.用尿布还是纸尿裤，这是个问题

到底是传统尿布好，还是纸尿裤好呢？经常有年轻一代的父母和老一辈的父母在这个问题上会发生矛盾。老一代的人说要给孩子用尿布，年轻人则倾向于给孩子用纸尿裤。老人的理由是尿布透气性好，中国的传统就是用尿布，并且用尿布还省钱；年轻人的看法是尿布需要不停更换清洗，实在太麻烦，远没有纸尿裤方便。我经常见到一些家庭，孩子还没生呢，就为这个问题两代人争得面红耳赤的。其实，这也说明了两代人不同的育儿观念。

到底是传统尿布好，还是纸尿裤好呢？有的老人不接受纸尿裤，我认为纸尿裤是可以用的。在国外人家全用的纸尿裤，人家也照样养孩子，孩子的屁股也照样不红。但前提是纸尿裤必须是有品质保证的，不能是伪劣产品，而且得勤换。

近年来随着科技和经济的飞速发展，纸尿裤不断更新换代，在透气性和舒适度上几乎可以和纯棉尿布相媲美。年轻的父母为了省去洗尿布的麻烦而将纸尿裤作为首选也未尝不可，但是得给孩子勤换。特别是当孩子有了大便后，老不换小女孩可能会发生泌尿系感染。至少 3 ~ 4 个小时给他换一次，这是小的时候，大一点了要换得更频繁一点。

所以，无论尿布还是纸尿裤都是可以的，关键是要用对方法。新生儿皮肤娇嫩，排尿次数较多，如果尿布或者纸尿裤使用不当，都是很容易让孩子红屁股的。严重时甚至可以引发臀部皮肤感染，乃至引起尿路上行感染，甚至引发新生儿败血症等严重疾病。因此，在我们必须引起重视。

如果用尿布，就要选择纯棉质地、颜色素净的。纯棉质地的尿布透水性和吸湿性均优于化纤织品，而且柔软舒适，便于洗晒，很适合宝宝使用。旧棉布、床单、衣服都是很好的备选材料。也可用新棉布制作，但要充分揉搓后再用。尿布可折成长方形或三角形，一般应准备 30 ~ 40 块，以备洗涤、更换。新生宝宝尿布的颜色以白、浅黄、浅粉为宜，便于看清宝宝大小便的颜色和性状，忌用深色，尤其是蓝、青、紫色的，以防染料引起过敏，刺激宝宝皮肤。

尿布不宜太厚或过长，以免长时间夹在腿间造成下肢变形，也容易引起感染。尿布在宝宝出生前就要准备好，使用前要清洗消毒，在阳光下晒干。

宝宝尿布的清洗及消毒非常重要，处理不当，尿布上残留的污物可能会损伤宝宝的皮肤并引起感染。尿布一般不建议用洗衣粉，要用中性肥皂洗，另外

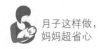
一定要把上面的洗衣皂漂洗干净了，如果不洗干净，会对孩子的皮肤有刺激。消毒尿布，一般是洗完了以后用开水烫一下。有的人会煮尿布，我建议至少要用开水烫一下，然后泡一会儿，等水稍凉了再给它拧干晾起来。如果孩子拉稀了，或者出现其他特殊情况，尿布要彻底消毒，要煮。因为这个时候的致病菌多。以前农村的人都在太阳底下暴晒，这是用紫外线消毒，非常好，但是城市没有这样的条件。

如果遇到天气不好，晾不干，可以用熨斗熨干。不要用炉火或暖气烘干，这样烘干的尿布容易返潮，会对宝宝的皮肤造成伤害。

尿布最好是用一块清洗一块，如果为图省事将尿布集中起来清洗，可能会因为需要洗的尿布太多而洗不干净。

有些棉质尿布洗过几次就会变得非常硬，这样让宝宝很不舒服。如果把洗净的尿布放入清水中，加入3～4大匙的醋，浸泡上7～8分钟，然后再用清水漂洗一次，尿布就会变得非常柔软，尿布上也不会残存醋的味道。同时，醋还具有消毒杀菌的作用，可以让尿布更加清爽舒适。

正确地垫尿布主要是为了保证宝宝的大小便不泄露出来，不弄脏衣裤和被褥。垫尿布的一个最重要的原则是让宝宝的膝、髋关节处于自然的状态。

在宝宝的下腹部围一条宽的松紧带，以保证尿布与宝宝身体的贴合。但松紧带不能太紧，以免损伤宝宝的皮肤。

使用长方形尿布时，先对折垫于臀部，兜过肛门、生殖器后覆于腹部，然后将尿布两头塞进松紧带，整理平整即可。有的人会在尿布两头缝上布条，这时用垫于臀部的尿布两头的布条围住腰，在腹部的尿布上打一个结，然后把布带上方的尿布翻下来塞向肛门即可。

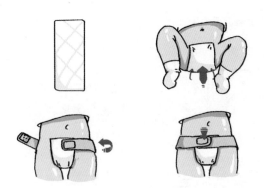

使用三角形尿布时，要把三角尿布底边平腰齐，顶角兜过肛门、外生殖器，覆盖于小腹，将底边两角尿布围至前面，扣在尿布内。

三角形尿布的使用方法：

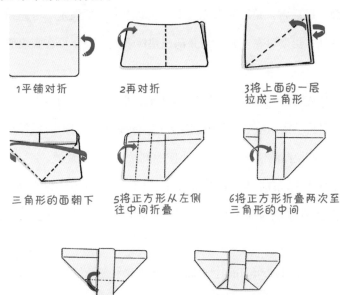

1平铺对折 　　2再对折 　　3将上面的一层拉成三角形

三角形的面朝下 　　5将正方形从左侧往中间折叠 　　6将正方形折叠两次至三角形的中间

7将三角形的底端分之一处向上折 　　8将三角形向上折叠

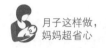

三角形尿布的折叠方法：

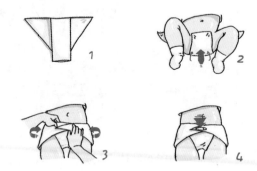

为了让宝宝更舒适，可以配合使用三角形尿布和长方形尿布。先将长方形尿布放在三角形尿布之上，再将长方形尿布和三角形尿布的一个角向上兜至新生儿的腹部，最后将三角形尿布兜过来，在新生儿腹部固定。考虑到男婴和女婴的生理特征，男婴可在三角形顶角部位垫厚一些；女婴可在底边部位垫厚一些，避免尿湿衣被。

宝宝一昼夜需 20 块左右的尿布，妈妈要经常检查宝宝有没有大小便。检查时，妈妈只需将手指从宝宝大腿根部探入摸摸就知道了。尿布湿了要及时更换，防止宝宝皮肤在浸湿的情况下受到大小便的刺激而造成红屁股。

在给宝宝换尿布前，先要在宝宝下身铺一块大的隔尿垫，防止在换尿布时宝宝突然撒尿或拉屎，把床单弄脏。同时要准备好洗臀部的温水和小毛巾。

更换时，先掀开尿布的前片，如果尿布上仅有尿液，妈妈可以一只手握住宝宝的脚部，另一只手将尿布前片干燥处由前向后轻轻擦拭外生殖器部位，将尿液擦干，然后抬起臀部，把尿布撤出。

有尿液尿布的撤换：

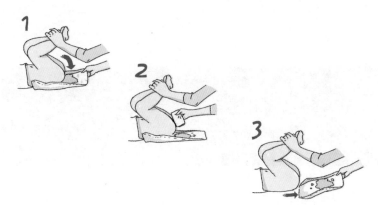

如果有粪便，一只手握住宝宝的脚部，另一只手将粪便折到尿布里面包好放在一边，然后用柔软的卫生纸将臀部上的污物擦干净，再用温水和婴儿浴液或浴皂清洗臀部，注意要将皮肤褶皱处的污物清洗干净。然后涂上护臀霜，给宝宝换上干净的尿布。

有粪便尿布的撤换：

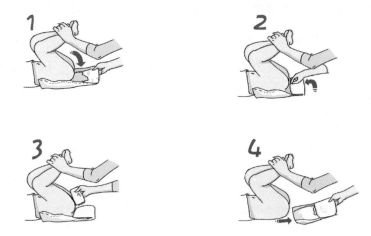

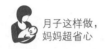
还有一点要强调，无论是用尿布还是纸尿裤，都不能包裹上未脱落的脐带。切记！

育儿
小贴士

如果用尿布，就要选择纯棉质地、颜色素净的。纯棉质地的尿布透水性和吸湿性均优于化纤织品，而且柔软舒适，便于洗晒，很适合宝宝使用。

11. 别让小脐带引发大麻烦

宝宝出生后，医生将他的脐带结扎、剪断，在宝宝的肚子上只留下了一个残端。这个小小的残端在未来数天内会慢慢地变硬，并最终干枯脱落。我们可千万不能忽视它，因为在完全愈合之前，如果发生局部感染就会引发新生儿脐炎，甚至由于炎症扩散而导致新生儿败血症，对宝宝的生命构成威胁。常常有新手爸妈面对宝宝的肚脐出现的状况不知道该怎么办，或者因为护理方法不得当，而使宝宝的肚脐发炎，这个我们要尽量避免。

进行脐带护理时有几个原则：第一，尽量保持脐带干燥，不沾水。新生儿出生24小时之后，脐带部位的纱布就要拿掉了。注意保持干燥，不用给它贴任何东西，因为我们接生的时候，在断脐时都会用5%的碘酒把脐带部的血管全部做了闭合，然后再拿消过毒的气门芯弄成小段给脐带勒好，一般的情况下它不会再出血，也不太容易感染。家长要做的就是等它干，然后自然脱落。

脐带没脱落时，洗澡时要分身洗，不能将肚脐以下的身体浸泡在浴盆中。

洗澡后用爽身粉时要注意避开肚脐，不要将粉直接扑在脐部。脐带每天处理一次就可以了，不要处理太多次，有人处理三次四次，所以脐带那个地方就老是湿的，残端就不容易脱落。举个例子，如果手指部位有个伤口就不容易好，因为这个伤口会老接触水；如果伤口在前臂位置，很快就会结痂好了，因为这个地方不接触水。所以脐带一定要保持干燥。每天用医用棉签蘸上75%的酒精，处理一次就可以了。消毒时将未脱落的脐带残端轻轻提起，将脐窝的分泌物、血痂等清洁干净即可。不要在棉签上蘸太多的酒精，以便于脐根部尽快干燥。

尿布要系在肚脐以下，如果尿布太长则要在腰部处反折下来，不能盖在肚脐上。如果尿布盖在肚脐上，当尿布被尿浸湿后，尿液会随着过长的尿布渗入肚脐，使肚脐处于潮湿环境，以致各种病原体在局部繁殖，最终导致宝宝的肚脐发炎。因此不要将尿布盖在肚脐上，保持局部清洁卫生。如果出现了尿液污染肚脐的情况，也不用太过担心，按照每天消毒肚脐的程序处理一下就可以了。

要避免纸尿裤对宝宝脐部的摩擦。一定要给宝宝选择大小合适的纸尿裤，不宜过紧或过松，而且要将纸尿裤前面的上端往下移，露出宝宝的肚脐。这么做一方面是为了减少纸尿裤对脐带残端的摩擦，另一方面是避免尿液污染。为宝宝选择的衣裤也应以宽松、质地柔软为标准，以减少因衣物的摩擦而引起的脐部出血。

有的时候，你给孩子处理脐带的时候会有点血、痂，及少量分泌物，那没关系，给他擦干净就可以了，都会有一点点。但前提是，脐带没有异味。

一旦脐窝湿润、流水，这就说明脐带有发炎的迹象。新生儿脐炎的最初表现只是小肚脐里渗出物增多，看上去湿乎乎的，脐窝周围的皮肤轻微发红，不肿，宝宝也没有发烧、厌奶等症状。这时如果能及时发现，注意保持肚脐的干燥，并让肚脐暴露于干净的环境中，适当增加一次用75%的酒精处理脐部，避

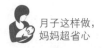
免局部污染，炎症就不会进一步发展。

当宝宝肚脐周围的皮肤变得红肿，用手轻触时能感到皮肤表面轻微发热，脐窝里出现脓性分泌物，并带臭味，同时宝宝还出现厌食、呕吐、发热的症状，说明宝宝的脐部可能已经化脓，应该立即带宝宝去医院。引起脐炎的细菌多为金黄色葡萄球菌、溶血性链球菌或大肠杆菌等。对新生儿来说它们都是致命的细菌，仅仅进行局部消毒处理是远远不够的，需要进行全身的抗感染治疗，否则有可能引发败血症或脓毒血症，将非常危险。

如果急性脐炎未能完全治愈，可能会逐渐发展成慢性脐炎与脐肉芽肿；也可能因为脐带脱落过早，留下的未愈合创面长期受到局部感染或者脐窝里不小心进入异物（如爽身粉），长期慢性刺激引起脐炎长期不愈，形成脐肉芽肿。如果孩子的肚脐处有一小块红色突出肉芽，并分泌出黏性液体，那就要当心了，应该马上去医院就诊，请医生处理。

一般7～10天脐带就会脱落，有的孩子迟一点需要12天、15天，有的孩子快一些，4～5天就可以了。只要脐带不出现异常，4天脱落也好，15天脱落也好，都没有什么关系，不用担心。

脐带脱落之后怎么处理呢？脱落之后一两天，还可以轻轻地用75%的酒精消一下毒。脱落以后如果发现有结痂的话，别马上把结痂给擦掉。就像我们一般的伤口结痂，得慢慢地让它自己掉，这样就彻底好了。

育儿小贴士　　新生儿洗澡后用爽身粉时要注意避开肚脐，不要将粉直接扑在脐部，以免脐窝残留粉的长期刺激而形成慢性脐炎。

chapter 9

0 岁宝宝健康睡眠处方

1. 从表情和行为判断宝宝的睡眠质量

睡眠是新生儿很重要的一项生理需要，新生儿一天的时间大部分都在睡觉，每天平均睡眠时间为 20 ~ 22 小时。当然，每个孩子都有自己的睡眠规律，有的孩子喜欢一次睡很久，而有的孩子却喜欢间断性地打个瞌睡。可以说，除喂奶、洗澡、换尿布外，新生儿几乎都是在睡眠中度过的。所以我总说新生儿是最好带的。

有科学家研究发现，熟睡中的新生儿生长发育比醒时快 4 倍。而且睡眠好的孩子，免疫系统也更好。可以说睡眠的时间和质量某种程度上决定这一时期宝宝的发育情况。所以，育儿很重要的一件事，就是观察孩子的睡眠质量。

很多家长看到这会比较头疼："这么小的孩子，不会说不能写，怎么知道他睡得好不好啊？"不要着急，我们可以观察啊。我刚到婴儿室工作时，我的老师就对我说："对于一个还不能用语言来交流的小家伙，我们唯一能做的就是细致观察再观察。"所以在我们医院，婴儿室工作的护士去儿科就能很快适应，其他科室的护士去儿科就不行了；反之儿科的护士或者在婴儿室待过的护士去任何科室

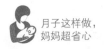
也都能很快上手。因为观察能力训练出来了，病人一皱眉我们就知道他难受。

观察孩子的睡眠质量，我们可以从以下方面对其进行观察：

首先，我们可以观察孩子的表情。如果孩子是自己主动醒过来的，醒来之后手舞足蹈，情绪很好，那就说明孩子这一觉睡得不错；如果孩子醒来大哭大闹，那就说明睡眠质量不太好了。

同时，我们可以观察孩子的行为。如果孩子晚上睡得好，白天反应也会敏捷一些。所以，如果孩子醒着的时候精力充沛，反应快，情绪好，那就说明孩子的睡眠质量好；如果孩子醒着的时候没精打采的，反应也不灵敏，情绪比较低落，爱哭闹，如果不是因为生病，可能就是因为孩子没睡好。

如果孩子晚上睡觉的时候醒来的次数比较多，或者醒的时间比较长，白天醒来情绪不好，或者长时间不能重新入睡，我们都应该找找原因。

屋里温度、湿度如何，有没有噪音。宝宝睡眠时要安静，光线不能太强。研究表明，宝宝亮着灯睡眠时，睡眠的时间就会短，质量也会差。而且，新生儿神经系统发育不完善，适应能力差，很容易改变睡眠规律。

孩子是不是饿了没吃饱？这也会让宝宝睡不踏实。还有一个就是安全感，无论天多热，孩子的小胳膊小腿上都要盖点东西，一定记得给宝宝盖上东西，哪怕就是婴儿专用的纱布，这样宝宝才能睡得安稳。

育儿
小贴士

如果孩子是自己主动醒过来的，醒来之后手舞足蹈，情绪很好，那就说明孩子这一觉睡得不错；如果孩子醒来大哭大闹，那就说明睡眠质量不太好了。

2. 优质睡眠，需要正确睡姿 + 良好睡眠习惯

经常有医生会强调睡眠质量和睡姿的关系，比如医生会建议打鼾和有呼吸道疾病的人侧卧睡。小孩子也一样，正确的睡眠姿势对于宝宝的生长发育非常重要。

刚刚出生的宝宝没有能力控制和调整自己的睡眠姿势，他们的睡眠姿势是由别人来决定的。过去中国人的传统习惯认为要让孩子及早把头躺平，因此多采取仰卧位，而且还用枕头、棉被、靠垫等物品固定他们的身体和脑袋，让脸部朝上，不睡出个平溜溜的后脑勺誓不罢休。而欧美人的习惯则是让孩子身体平躺但头部侧向一边，认为这样才是适合新生儿的睡眠姿势。现在我们普遍比较认同欧美人的做法。

新生儿出生后 24 小时内，宝宝最好采取低侧卧位。宝宝初生时保持着胎内姿势，四肢仍然屈曲，为了帮助他们把在产道中咽进的一些水和黏液流出，在出生后 24 小时以内，要采取低侧卧位。侧卧位睡眠既对身体重要器官无过分的压迫，又利于肌肉放松，万一婴儿溢乳也不致呛入气管，是一种应该提倡的小儿睡眠姿势。

新生儿出生 24 小时后，宝宝睡着后身体可以是平躺的，但头部要偏向一边。因为孩子是水平胃，容易溢奶，如果脸部朝上仰卧，睡觉时一旦溢奶，奶水容易反流进气管食道，引起窒息。而身体平躺可以让孩子全身肌肉放松，对他的内脏，比如心脏、胃肠道、膀胱等，也是压迫最小的。

新生儿的头颅骨缝还未完全闭合，如果始终或经常向一个方向睡，则可能会引起头颅变形。例如，长期仰卧会使孩子头型扁平，长期让孩子头部侧向一个方向睡，会使孩子头型歪偏，这都影响外观仪表。正确的做法是经常为宝宝

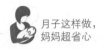
变换一下头部的方向。让孩子的头部侧向一边时当心不要把他的耳轮压向前方，否则耳轮经常受折叠也容易发生变形。

另外，俯卧也是我们不提倡的新生儿睡姿。因为孩子还小，还不能抬头、转头、翻身，婴儿俯卧容易发生意外窒息。除了睡姿，培养孩子的睡眠习惯也非常重要。什么样的睡眠习惯是值得提倡的呢？总结起来就是"三要""三不要"。

一要在孩子犯困的时候把孩子放到床上，让他习惯独自入睡。这要求我们能够识别孩子的睡眠信号。有人可能觉得新生儿的睡眠周期很混乱，一天24小时，时睡时醒，几乎没有规律可循。其实这是因为没有耐心观察，只要细心观察，你就会发现宝宝发出的睡眠信号。比如孩子累了的时候，情绪都很烦躁，往往以哭的形式发泄出来，以此告诉爸爸妈妈他困了，要睡觉了。如果此时爸爸妈妈不理解他的意思，继续逗他的话，孩子会哭得越来越厉害。当孩子眼神迷离的时候，也是他要睡觉的信号，这种情况大多出现在吃完奶后。如果爸爸妈妈在这时候逗孩子，发现孩子反应不那么灵敏了，那就要及时让他睡觉。

二要和孩子分床不分房睡，使大人和孩子不互相影响。有的妈妈觉得让孩子和自己一个床睡晚上喂奶更方便。但同时妈妈需要时刻保持警醒不要压着孩子，这样会导致自己休息不好。现在有一种婴儿床，能够从侧面把护栏打开，和成人的大床相连。这样既能保证孩子独立睡得安全，又方便了夜里喂奶。如果担心孩子单独睡小床夜间着凉，可以给他穿厚度适中的睡袋，既能保暖又能保证安全。

三要让孩子穿纸尿裤，避免频繁给孩子换尿布打断孩子的睡眠。如果用尿布，父母为了及时给孩子更换尿布会经常摸一摸，看看孩子有没有尿湿，这肯定会干扰孩子的睡眠。

说过了"三要"，我们就来说一说"三不要"。

一不要让宝宝在摇晃中入睡，包括小摇车或者大人的怀抱里。有的人习惯于用"摇睡""拍睡"的办法来哄孩子睡觉，这种做法反而会影响孩子的睡眠质量。因为睡眠中的振动或者移动会导致大脑处于一种浅睡眠状态并削弱睡眠的恢复力。你可能会发现，当你抱着宝宝摇晃并使他睡着后，一旦你试图把他放到床上，他立刻又醒了过来。而一旦这种睡眠方式形成习惯，对大人和孩子都是一种负担。

二不要让孩子含着奶头睡。一般孩子吃 20 分钟也就饱了，这时候妈妈要及时让孩子松开奶头。如果孩子养成含着奶头睡觉习惯，妈妈的奶头会容易被吸破，容易感染；孩子以后断奶也会非常费劲，而且还不利于孩子的口腔发育。

三不要随便打断孩子的睡眠。有的孩子觉长，有的孩子觉短，在孩子出生一周后就会形成自己的作息规律。这时候，如果孩子一觉四五个小时没睡醒的话，就没必要把孩子弄醒喂奶。当然，在这之前，我们还是要保证孩子最长三个小时就得喂一次。有的人还会因为要给孩子把尿而把孩子弄醒的，这个就更没必要了，这么小的孩子根本就用不着进行大小便训练。西方儿科医学界主流观点是孩子 2 岁，再开始大小便训练比较好。当然，在我们国家可能会早一些。

育儿
小贴士

新生儿的头颅骨缝还未完全闭合，如果始终或经常地向一个方向睡，则可能会引起头颅变形。正确的做法是经常为宝宝变换一下头部的方向。

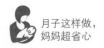
3. 良好睡眠，需要环境配合

好的环境下就睡得好，环境不好睡眠也差。这是我们成年人的感受，小孩子也一样。

新生宝宝喜欢温度适宜、湿度适宜的环境。宝宝活动的房间一定要经常开窗通风，保持空气清新、阳光充足。当然，如果有穿堂风和直射的阳光也不行。家里要买温湿度计，温湿度适宜。室内的温度最好维持在24℃～26℃，湿度在50%～60%。

我们北方冬天有暖气的时候，空气特别容易干燥，孩子的鼻子就会发干，会结痂，影响他的呼吸。这时候要放加湿器，保持适宜的湿度。

保持环境的清洁卫生，地面擦干净。所有的清扫都应采用湿式清扫法，否则容易扬尘，孩子大部分时间都在床上睡觉，呼吸的空气会有更多的灰尘颗粒。比如擦桌子要用湿毛巾，拖地得用湿的拖布，扫床也要在笤帚上包一块湿毛巾。不要用吸尘器，因为吸尘器需要有空气流通才能工作，必然会在空气中增加灰尘；不要用扫帚扫地，我们要求湿式拖地、湿式擦拭。

妈妈的床单建议两个星期要换一次，孩子的小被套、床单一个星期就得换一次。刚出生的宝宝脊柱基本是直的或轻度向后突，平躺着睡觉时，背和后脑勺在同一平面，背部肌肉感觉松弛、舒适，不要使用枕头。宝宝长到3个月后开始学习抬头翻身，脊柱颈段开始出现生理弯曲，肩部也逐渐增宽，可以枕1厘米高的枕头。7～8个月时，可以枕3厘米高的枕头。长度应略大于肩宽，宽度与头长相等。

小孩里面的衣服也要每天换一次。我的孩子小时候，这些东西都是我给他洗，所以我用水用得比较多，产后得了风湿，虽然我用的都是热水。因此，月子里产妇还是应该少碰水。当然孩子的衣物也可以用洗衣机洗，买个小孩专用的小型洗衣机，尽量不用消毒液，过多消毒其实并没有什么益处。

夏天太热的话，可以让风扇冲着墙吹小风；空调可以用，最好是先开着，温度下来了孩子再进去。温度也要适度，可以比大人的稍高一点。

新生儿穿衣盖被要适度，不宜太多太厚。时常摸摸宝宝颈部和手心，如果有汗，并且出现烦躁、哭闹、面部潮红或体温比平时稍高的情况，可以先试表。新生儿的基础体温为 36℃ ~ 37℃。一般超过正常体温 1℃ 以上时，可认为是发热，低热是指体温波动于 38℃ 左右，高热是指体温在 39℃ 以上，低于 36℃ 即为低温。如果体温在正常范围之内，稍高则有可能是穿多盖多了，应适当减量。如果宝宝手脚发凉，则有可能是穿少盖少了，应该适当地加衣加被。

切记，千万不能给新生儿睡软床。因为新生儿出生后，全身各器官都在生长发育中，脊柱周围的肌肉、韧带还很弱，如果睡在凹陷的软床上，容易导致脊柱和四肢发生畸形。通常新生儿应睡在母亲旁边的摇篮或婴儿床里，床的两边要有保护栏。这样既可以从出生起就培养宝宝独立生活的习惯，又便于母亲照顾。

新生儿床上我们可以挂一两个玩具。新生儿也能看到彩色的世界，虽然他难以区分蓝色、绿色、黄色、白色。但是他的视力发展迅速，二三个月后就能够将一些有细微差别的颜色归到同一基本色组，而且新生儿喜欢运动着的图形。所以，可以在他的小床上挂一些能转动的有声音的彩色玩具。每个星期，我们给他变换一下位置，比如上周挂在他的右上方的，这周就挂在他的左上方，下周再挂在他的正上方，下下周再挂在他的床后。这样，孩子的眼睛就不会一个月两个月都盯着一个地方，他的眼球就会更灵活，观察东西也会四面观察，这

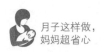
对孩子的视力、智力发育都有好处。

育儿
小贴士
　　新生儿穿衣盖被要适度，不宜太多太厚。时常摸摸宝宝
颈部和手心，如果有汗，并且出现烦躁、哭闹、面部潮红或
体温比平时稍高的情况，就要用温度计量一下。

4. 有时，是妈妈打扰了宝宝的睡眠

　　大部分的新生儿都会睡得特别好。有少部分的新生儿睡不好，原因其实不在孩子身上，而是我们的看护人，大部分是妈妈干扰了孩子的睡眠。下面我就说说我常见到的一些妈妈的不适宜做法，也算给大家提个醒。

　　最常见的是抱着睡。中国疾病预防控制中心曾经针对中国孩子的睡眠情况做过一个调查，说是 57.2% 的中国孩子是被抱着哄睡后再放到小床去睡的，还有 32.2% 的孩子是犯困了但没有被放到床上的；只有 9.5% 的孩子是在完全清醒的状态下放到床上准备睡觉的。我也经常听到新妈妈的诉苦："哎呀，杨大姐，我月子没坐好，手腕疼啊。"我一问为什么，99% 的新妈妈会说："抱孩子抱多啦。"新生儿一天睡那么长时间，哪里就会抱得手腕疼？我再细问的话，她们都会告诉我因为孩子喜欢抱着睡。

　　抱着哄睡看似容易，其实对孩子并不好，容易让孩子产生依赖感，也阻碍了孩子养成自己入睡的习惯。其实，新生儿只要犯困了，或者还没有犯困呢，都可以放到小床上准备睡觉。这样的孩子睡眠时间长，醒来情绪好，睡眠质量

高。如果孩子没犯困在床上就哭闹，我们可以给孩子一些安抚，比如温柔地拍一拍他，摸一摸他的小脑袋，用平静的话语安抚他，等等。

还有就是喂奶哄睡。很多妈妈经常孩子一哭就把奶头塞给孩子，结果孩子吃着奶就睡着了。

确实，孩子睡觉前应该喂奶，这样能防止孩子因为饥饿醒来而打断睡眠。但是我们不能让孩子总是边吃奶边入睡啊，这样会让孩子以为吃奶和入睡就应该是同步进行的。以后他只要想睡觉就会要求吃奶，无论是半夜两点还是下午三点。其实，妈妈可以把喂奶的时间稍稍提前一点。不要让孩子含着奶头入睡，等孩子一吃饱就立刻停止哺乳。

定时叫醒孩子喂奶，这也是很多妈妈喜欢做的事情。其实，新生儿出生 7 天后一般都能养成自己规律的作息，他可能觉多也可能觉少，可能一觉只有一个多小时，也可能一觉就睡四五个小时，我们要接受孩子的个性差异。

很多父母总是以别人的孩子为标准，严格按照所谓的科学的喂养间隔时间来哺喂孩子，尤其是人工喂养的孩子。总担心孩子睡得太沉忘记喝奶，饿着了。结果却干扰了孩子的睡眠，影响了孩子的睡眠质量，自己还累得不行。根据中国疾病预防控制中心的调查，有 64% 的父母会在夜间叫醒孩子喂奶，其中 90% 是人工喂养的孩子。

其实我们可以等孩子自然醒来要吃奶的时候再给他喂奶。有的孩子夜间的睡眠很长，父母不用担心孩子的生长发育。因为夜间孩子就是睡觉，没有什么活动，消耗自然就少，少吃一点影响不大。

还有的家长总觉得纸尿裤不透气，孩子戴上不舒服，坚持给孩子用尿布。晚上睡觉又担心孩子尿湿了不舒服，于是频繁地起来察看，给孩子换尿布。

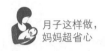
其实现在大品牌的纸尿裤质量非常好，即使孩子尿了也能保持表面的干爽，透气性也不会特别差。白天只要洗得勤换得勤，孩子基本是不会红屁股的。

另外就是开灯睡觉。有的家庭，自从小孩子出生后，基本整宿都是不关灯的。他们觉得这样可以随时观察孩子的状况，也方便夜间护理孩子。其实，这样不但会影响孩子的睡眠质量还会影响孩子的健康。因为灯光会干扰孩子自然的生理节奏，会抑制掌管睡眠节律的褪黑素的分泌，影响睡眠质量。而且有研究发现，2岁以前，孩子总是睡在有灯光的房间里，长大后患近视的概率达到了55%。

孩子夜晚睡觉并不需要灯光，为了方便夜间的护理，我们可以买一个小夜灯，尽量减少对孩子睡眠的干扰。

育儿小贴士 抱着哄睡看似容易，其实对孩子并不好，容易让孩子产生依赖感，也阻碍了孩子养成自己入睡的习惯。

5. 新生儿睡眠问题，对症解决

前面我们说过，正常情况下，新生儿的睡眠时间是成人的2倍多，每天平均有20个小时是在熟睡之中。但是有些新生儿容易睡眠不安，造成这种情况的原因很多，父母应有的放矢，采取相应的护理措施。

宝宝昼夜颠倒。满月前的新生儿因为睡眠规律尚未成熟，因此会有"日夜颠倒"的情况，这让妈妈困扰不已。针对这种情况，我们可以利用居室环境来区别白天与黑夜。因为光线及噪声对日夜生理时钟的影响很大，所以，夜晚睡觉时房间的灯光要暗，尽量安静。当然，也不需要刻意营造太安静的睡眠空间。因为宝宝一旦习惯这样的睡眠环境，便很容易被细微的声响所惊醒，这并不是很好的睡眠习惯。

宝宝容易惊醒哭闹。这种情况大部分出现在这样的孩子身上：父母抱着入睡，边吃奶边入睡，或者吸奶嘴入睡。这样的宝宝，一旦大人拿开奶瓶或奶嘴，或者离开父母的怀抱，他就会马上醒来，父母又要再哄一次，这常常让父母神经紧绷、精疲力竭。我们应该让宝宝清醒时就躺在自己的床上，在自己的床上入睡，而不是在大人的怀中入睡。如果宝宝在吃奶时睡着了，也应该在拍背打嗝之后，再把宝宝放在床上，让他入睡。

宝宝睡眠不适。如果室内温度过高，或者被包裹得太紧，宝宝也可能因为燥热而睡不安稳。这时，就如我们在前面讲到的，摸摸宝宝的颈部和手心，会发现有些潮热。出现这种情况，大人需要降低室温，减少或松开包被。只有宝宝感觉舒适了，才能入睡。当然，也有可能是因受凉宝宝才睡不安稳的。摸摸宝宝，如果小手小脚发凉，则表示宝宝是由于保暖不足而影响睡眠的，可以加厚盖被或用热水袋在包被外保温。

另外，如果尿布湿了，或没有吃饱等也会影响孩子的睡眠，应当及时更换尿布，并勤喂奶，让宝宝吃饱。我有个邻居，前几年生了一个小孙女，我去她家看望孩子，聊天中他们无意说道："小宝宝有些调皮，不太爱睡觉，喜欢让人抱。"我心想，出生几天的婴儿不应该啊，于是问："母乳够吗？"他们说够啊。但我还是要求看看妈妈的奶，结果一摸乳房，软软的，奶并不是很够，就对他们说：

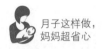

"不是人家淘气，是你们没给人家吃饱。加上配方奶，如果再不爱睡觉，找我。"之后，他们从来没有因为这个事情找我，每次遇到都说小孙女现在可乖了，吃饱了就睡。所以说，多数不爱睡觉的新生儿都是有原因的，而其中大部分是因为没吃饱，小部分可能是有其他不适或疾病。

如果宝宝有不明原因的睡眠不安情况出现，而母亲在孕期就有维生素D和钙剂摄入不足的情况，则提示宝宝可能有低血钙症。低血钙症的早期经常会伴随有睡觉不安稳的症状，但一般在补充维生素D和葡萄糖酸钙后就会好转。

如果宝宝除了睡眠不安外还有发热、不吃奶等其他症状时，孩子很可能是生病了，就要及时去医院诊治。

一定要让孩子养成自己入睡的习惯，不用别人拍着入睡。一般情况，新生儿每睡三四个小时就会醒过来，换个尿布，吃了奶就会接着睡。新生儿的护理其实是最简单的，因为他吃饱了就睡，最多就是换换尿布洗个澡，喂喂奶，剩下就是睡觉了。

育儿
小贴士

如果宝宝有不明原因的睡眠不安情况出现，而母亲在孕期就有维生素D和钙剂摄入不足的情况，则提示宝宝可能有低血钙症。

新生儿疾病，应防于未病之时

1. 新生儿黄疸，不能放任

我曾经在多伦多遇到一个孩子，因为黄疸照过蓝灯后，就回家了。我见到那个孩子的时候，她出生差不多已经 20 天了，黄疸不但没退，反而黄得特别厉害。产妇那时候条件很艰苦，她的先生去上班了不在家，父母也都不在多伦多，她是通过其他的朋友才找到我的，他们夫妻两个人夜里都睡不了觉，快崩溃了。我一看到孩子就说："不行，这个孩子太黄了。"她妈妈告诉我说孩子已经在医院做过治疗了，医生让他们回家观察几天。我说："不用观察了，你这孩子就是黄疸，一定要去看医生，黄得不正常。"

因为我不会开车，产妇只好自己开车，他们都有自己的家庭医生，带着孩子去找他们的家庭医生查血。晚上九点多，正好我还没走，医生给他们打电话，说："你孩子的检查结果出来了，黄疸指数很高，我给你已经联系好了多伦多市中心的儿童医院，那是加拿大数一数二的儿童医院，床位都准备好了，立刻去急症室。"当时她先生也在家，我和他们一起立刻就去了。到了医院护士一见到

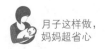
我们就说"我正在等你们呢"，马上就给孩子输液，夜里就照蓝光。

要是傻乎乎地再观察几天，那孩子就耽误了。那儿的医生也是很敬业的，晚上九点多还帮她联系医院，因为这些关系一个孩子的未来。现在这个孩子已经很大了，特别聪明，长得也很漂亮。这就是一个实例，我们一定要重视孩子黄疸。

新生儿黄疸，有两种情况，一个叫生理性黄疸，一个叫病理性黄疸。生理性黄疸是正常的，不用有任何的担心。生理性黄疸一般是生后 2 ~ 3 天后发生，4 ~ 5 天加重，5 天左右基本上是最重的，7 ~ 10 天开始消退，长的持续半个月的也有，只要它在渐渐退黄就可以了。生理性黄疸就是皮肤黄，先从脸颊、脑门开始黄，身体也黄，甚至眼白都变黄。这个黄是这样的，你只要一压孩子的皮肤，就能看见里面也是黄的。一般的黄皮肤的孩子只要一压皮肤里面是白的，但有黄疸的孩子是黄的。只要吃得足，入量够，没有感染等因素出现，新生儿的生理性黄疸就能慢慢退下去。

病理性黄疸不同，它分为几种，我在这里只说两种较为常见的，一种是溶血性黄疸，出生后 24 小时以内，或者是 24 ~ 48 小时之内孩子就开始黄了。如果要在 24 小时之内就黄，就非常不正常了，一般情况下这是一种溶血症，叫ABO 溶血症。新生儿 ABO 溶血症是由于胎儿接受了母体的（通过胎盘）同族免疫抗体而发病，通常母亲 O 型血，而胎儿则为 A 型血或 B 型血或 AB 型血。

我曾经观察过一个小孩，新生儿生出来时白白粉粉的，但出生后 6 小时就黄了。当时，我们一个婴儿室三四十个新生儿，有的红黑，有的粉白，有的微黄，还有的黄得比较重的正处于生理性黄疸期。我是怎样在 30 ~ 40 个新生儿当中一眼看到他的呢？秘密就是我们婴儿室为每一位母亲是"O"型血的新生儿做了标记，72 小时之内如果他面不改色则危险解除，标记摘掉，这时出现了黄疸他就和其他的宝宝一样，是正常的生理性黄疸。那天当我的目光落到这位身上有特殊标记的宝宝脸上时，脑海中立刻反应出：不对，他好像有点黄。那时他刚刚开始黄，不是很明显。再看时间仅仅 6 个小时，立即报告医生，抽血急查胆红素，化验结果出来，指标的确高，医生找家属立即转往儿童医院，进行血液置换治疗。这种新生儿溶血造成的黄疸来势凶猛，病程发展快，那个孩子转院的时候就黄得很明显了。它不但急，而且病情较重。如果胆红素持续增高，有发展为高胆红素血症，也就是核黄疸的可能。当然不仅仅是溶血性黄疸，任何一种黄疸胆红素超过 25 ～ 30 毫克 / 公升，就有发生核黄疸（又称为胆红素脑病）的可能，而对于早产儿和小于 72 小时的新生儿来说，低于这个指标也可能引起核黄疸。

"核黄疸"就是胆红素脑病，是血液中游离的过多胆红素通过血脑屏障与脑神经细胞相结合，导致脑细胞损坏的一种严重疾病。其结果可以直接威胁新生儿的生命，或在婴儿 1 ～ 2 个月后出现神经系统的后遗症，造成孩子终生残疾。因此，我们要对病理性的新生儿黄疸早发现、早治疗。这也是为什么我们婴儿室要在这种特殊新生儿身上做标记的原因。也是前面提到的那位多伦多医生连夜为小患者联系医院进行治疗的原因。

另外几种比较常见的病理性黄疸就是黄疸不退，而且黄疸的颜色特别重，它们是怎么出现的呢？最有可能的是感染。什么感染？比如吸入性肺炎、脐带感染等，这些情况都可能引发孩子黄疸。这种病理性黄疸的症状就是黄疸长时间不退，过了半个月既没有退，也没有减缓。这种情况就必须去医院治疗。

还有一种黄疸，婴儿并没有出现感染。我认为可能是因为孩子刚出生几天的

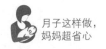
入量不够，导致孩子没有能量排黄，这种病理性黄疸是可以预防的。感染的孩子或者久黄不退的孩子，我们一定要带到医院去看，看是什么原因引起的黄疸，当然这是医生的事了。作为家长，我们的责任就是注意观察。孩子的黄退没退，有没有好转，到该退的时间了为什么黄得更厉害，那就要去医院了。

到了医院，如果医生说孩子要照蓝光，要做治疗，你一定要配合。不要认为我这孩子挺好的，就拒绝医生的治疗。你的任务就是观察，该做什么治疗要听医生的。

比如多伦多的那个孩子，没有感染问题，就是黄。孩子出生后头几天，没有长辈在身边，心情紧张，妈妈的奶根本没下来；又听说孩子吃母乳好，只要让孩子吃就一定会有，于是坚持不给孩子加配方奶。我认为这就是原因，孩子吃得不够，自己的能量不足以排黄。过去在婴儿室，孩子出生6个小时我们就给他们吃单糖浆（即葡萄糖水），12个小时就给他们吃牛奶，还没给他妈妈抱去喂奶就给他开始吃了。那时我们婴儿室的孩子很少会出现这种不明原因的黄疸。可见我们那时的照料方法也是有一定道理的。现在大家都提倡要回归自然要母乳喂养，所以妈妈的奶没下来就不给孩子吃任何东西，孩子饿得嗷嗷哭也不喂，我认为这样的做法并不十分妥当。过去在农村，孩子出生后妈妈奶没来时都会抱去吃别的哺乳期妈妈的奶，就是不能让孩子饿着。我们想一想：新生儿刚刚出生，头三天生理性体重下降，又排了小便，又排了胎便，肚子空了，你还让他拼命吸没有几滴奶的乳头，之后又大哭消耗体力，他靠什么排黄，能不黄吗？我们要有弹性地处理好回归自然和科学干预的关系，不要二元对立。

还有一种是母乳性黄疸，因为吃了妈妈的奶皮肤才发黄的。如果孩子半个月黄疸没退，去医院检查也没有感染等其他原因，妈妈可以停止母乳3天。如果吃配方奶孩子的黄马上退了，就说明孩子是母乳性黄疸。等 3 天以后孩子黄疸退了，再给他喂母乳基本上就不会太黄了，黄已经被排出去了，孩子也好了。

育儿
小贴士
感染的孩子或者久黄不退的孩子，我们一定要带到医院去看，看是什么原因引起的黄疸。

2. 新生儿便秘，可以进行物理刺激

正常情况下，新生儿刚出生 1 ~ 2 天就会排便，起初为黑绿色胎便，这是胎儿在妈妈肚子里吞入羊水中的沉淀物积存而成的。喂过母乳后大便就会转为金黄色。如果宝宝出生 24 小时内没有排出胎便，或者只排出少量的胎便，有可能是胎便太黏稠堵塞直肠造成的。这时候应该尽早喂母乳。母乳中含有丰富的营养，是最适合宝宝的食物。如果妈妈奶下来实在慢，而宝宝确实又很饿，那就考虑喂宝宝喝一些配方奶。在喂配方奶时，最好用小勺子或者吸管来喂，避免宝宝吃习惯奶瓶后，造成乳头混淆，不愿自己再吸妈妈的奶了。一般母乳喂养的宝宝每天大便 2 ~ 4 次，多的可以达到 7 ~ 8 次，排出的大便为金黄色，稠度均匀像膏状或者糊状，偶尔的稀薄大便会微微发绿，有酸味但不会臭。喝配方奶的宝宝大便次数要少一些，每天 1 ~ 2 次，大便颜色为淡黄色或土灰色，质较干硬，条状，常带奶瓣，有明显的臭味。

并不是说宝宝 2 ~ 3 天不拉大便就是便秘。有时候宝宝几天才大便一次，排便时小脸涨得红红的，似乎在屏气用力，但排出的大便却并不干硬，仍然是

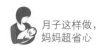
软便或糊状便，你就不必担心。

确定宝宝是否在便秘，你可以通过 4 个信号来判断：一是大便量多、干燥；二是宝宝排便时比较困难，常常哭闹不肯排便；三是出现腹胀；四是不肯吃奶，没有食欲。所以，首先你需要先观察排出的大便是软的还是硬的，如果是软便就表示正常。宝宝排便时用力，有可能是因为小宝宝还没养成大便反射，需要一段时间来适应。你可以轻轻按摩宝宝的小肚子，帮助他促进肠子蠕动，加速排便。而且，宝宝每天排便次数多少也是存在个体差异的。有些宝宝即使 2 ~ 3 天才大便一次，只要不拒奶、不哭闹、不呕吐腹泻，就不用太担心。

相比于母乳喂养的孩子，人工喂养的孩子更容易出现便秘的情况。那么，怎么预防呢？首先，我们要严格按照配方奶的配置比例给他冲制，规定多少克配方奶兑多少毫升水，就一定要多少克配方奶兑多少水，不要随意给他加浓度。有些人以为奶的浓度越高孩子越经饿，这样的想法是不对的。第二，尽量喂母乳。除非是一点母乳也没有，只要有一点奶也要尽量坚持混合喂养。因为母乳是孩子最好的食物，母乳好消化吸收，而配方奶相对母乳来讲不那么容易吸收。便秘最重要的原因是宝宝肠胃蠕动慢，才导致便秘。所以，千万不要误以为是宝宝火气大，要给他降火。生理上产生火气的原因是消化不好，然后便秘，因为排不出便来，肠道里面才淤积有火。可见，祛火是标，帮助孩子消化才是本，这个道理我们是一定要搞清楚的。

如果孩子便秘了，怎么办？我们能给他喝蜂蜜水吗？这是坚决不行的，一定不能喝蜂蜜水。可以给新生儿喝点蔬菜水吗？同样不可以。我们只能给他喝白开水，而且不能给他喝太多，因为孩子的肾脏功能还没有完全发育好，给他喝太多的水容易伤肾。

那我们怎么办呢？我们可以用物理的方法协助他排便。什么样的物理方法呢？我们给他肛门周围抹上消毒后的食用油，给他按摩肛门，刺激他产生便意。消毒食用油很简单，就是先把油炸一下，然后晾凉放到瓶子里。也可以用小棉签蘸上消毒过的食用油，然后给他轻轻地点涂，点逗他的肛门。为什么用油？起到润滑肛门的作用，使他排便时通畅。

什么时候做这些呢？孩子 12 ~ 16 个小时没有排便了，就可以给他进行物理刺激了，不要等到 24 小时不排便再做，那大便就可能太干太硬了。有的时候，孩子的大便太干太硬，甚至把肛门都撑破了。

上面讲的是物理的办法。为了让宝宝不便秘，我们平时还可以采用一些辅助手段来帮助宝宝增加活动量，从而增进肠胃蠕动。比如多给孩子做一下抚触或者被动操。

新生儿时期可以做抚触，特别是针对腹部的，方法很简单：爸爸或妈妈洗净双手涂上婴儿油后按顺时针方向按摩宝宝腹部，注意避脐眼。这一抚触手法有助于宝宝的肠胃活动，促进消化，防止便秘，并能有效减轻便秘症状。抚触的时候力度要适中，用力过大会造成宝宝皮肤发红或哭闹。最好选择在宝宝洗澡前后、午睡及晚上睡觉前或两次进食中间进行，这些时间段里，宝宝的身体和心理状态都很好。

等孩子过了满月，就可以带孩子做一些被动操了。先让婴儿自然放松仰卧，成人握住婴儿两手腕，做好预备动作。动作分四步完成，每步按四拍来做：一、从手腕向上按摩四下至肩；二、从足踝按摩四下至大腿部；三、自胸部按摩至腹部（成人手呈环形，由里向外，由上向下）；四、同第三个四拍。

先做上肢运动：让婴儿仰卧，两臂放体侧，成人将双手拇指放在婴儿掌

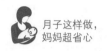
心并轻握婴儿的双腕。动作也是分四步完成：一、两臂左右分开平举，掌心向上；二、两臂前伸，掌心相对；三、两臂上举，掌心向上；四、还原预备姿势。

接着是扩胸运动，预备动作同第一节。动作也是四步：一、两臂左右分开；二、两臂胸前交叉；三、两臂左右分开；四、还原。

之后是下肢运动。做之前让婴儿处仰卧位，两腿伸直，成人两手轻握婴儿脚腕。动作分四步：一、双脚抬起与桌面成45°；二、左腿屈曲至腹部；三、同第一拍；四、还原。（第二个四拍右腿同左腿）。

还有举腿运动。预备动作同第四节。动作分四步完成：一、左腿上举与躯干成90°；二、还原；三、右腿上举与躯干成90°；四、还原。

最后是放松运动。让孩子的自主神经系统由紧张状态恢复到安静时的水平。预备动作同第一节。上肢动作为：一、左臂上举45°；二、还原；三、右臂上举45°；四、还原。下肢动作为：一、左腿上举与桌面成45°；二、还原；三、右腿上举与桌面成45°；四、还原。

如果新生儿超过72小时仍不排便，或仅有少量胎便排出，那么可能是肠道或肛门有先天性异常。如果同时还有腹胀、呕吐等症状，说明有可能出现了肠梗阻。这些情况都必须带孩子立即就医，让医生做进一步检查来确诊。

育儿
小贴士

新生儿便秘了，不能给他喝蜂蜜水，也不能给他喝蔬菜水。我们只能给他喝白开水，而且不能给他喝太多，因为孩子的肾脏功能还没有完全发育好，给他喝太多的水容易伤肾。

3. 新生儿腹胀需不需要看医生？

看到新生儿的肚子，你会觉得小小的身体配大大的肚子，还向外微微鼓起，特别是把他抱起来时肚子会显得更大更鼓，真是有点儿怪异。事实上，新生儿的肚子里要装下和成人一样多的内脏器官，腹肌又没什么力量，在重力的作用下肚子就会向外鼓起并下垂，因此看上去就鼓鼓的。既然看上去就是个鼓肚子，那么如何判断宝宝有没有腹胀呢？

方法之一：用手摸。让宝宝躺下，用手轻按小肚子感到软软的，说明没有腹胀。假如肚子摸上去感到有些硬，则可能有胀气。

方法之二：看表现。宝宝吃奶、睡眠、活动一切都好，说明很正常，不需要特殊处理。不肯吃奶、哭闹，有时吃下去的奶很快全部吐出来，甚至是明显的呕吐，则表示腹胀的情况比较严重，应该去医院就诊。

造成新生儿腹胀的原因比较多，有正常情况也有因为生病而造成的异常情况。先介绍正常腹胀是由哪些原因引起的。一般新生儿尤其是早产儿，在喂奶后常可见到轻度或较明显的腹部隆起，有时还有溢奶；但宝宝安静，腹部柔软，摸不到肿块，排便正常，生长发育良好。这种腹胀是通常所说的"生理性腹胀"。

多数情况下，"生理性腹胀"是因肠道内气体过多。如果宝宝出现这样的腹胀，多与喂养的方式和喂养的食物有关。原因之一：哭闹过度。宝宝哭闹时吸入太多空气而引起腹胀。原因之二：喂奶方法不当。人工喂养时奶汁没有完全堵住奶嘴，而是留出上边的空间，使宝宝吃进很多空气。原因之三：奶嘴不合适。奶嘴上的孔眼过大，奶水流速过快，让宝宝吃得太急，吞下去太多空气。

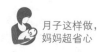
原因之四：奶水消化发酵。吃进去的奶水在消化道内发酵而产生气体。原因之五：宝宝便秘。宝宝几天没有排便也会肚胀。

这些情况造成的新生儿腹胀是可以通过一些方法来缓解的。如果宝宝是吸进空气而腹胀，我们就要在喂完奶之后立刻给宝宝打嗝，排出胃里的空气；如果是奶嘴的问题，就换一个奶嘴；如果是便秘，我们就可以通过前面讲过的办法促使孩子排便。

但是有一种情况的腹胀是我们需要留意的，那就是一些消化道疾病造成的新生儿腹胀，尤其是新生儿坏死性小肠结肠炎，更是凶险无比。一般认为新生儿坏死性小肠结肠炎是由多种原因联合引起的，但主要原因是早产和感染。

新生儿坏死性小肠结肠炎有哪些症状呢？一是发病时间。多在出生后2～3周内发病，出生后2～10天为高峰期。最明显的症状是腹胀，常为首发症状，症状较轻的宝宝腹胀不严重。腹胀的同时可伴有腹泻，每天五六次至十余次不等，患病较重的宝宝还会拉出果酱一样的黑红色大便。而且孩子还经常出现呕吐，呕吐物里面里有胆汁或咖啡样物。同时孩子会拒奶，食欲差，严重的面色也会变得苍白或青灰，四肢发凉，体温正常或有低热，更严重时会休克甚至呼吸暂停。

如果宝宝有上述症状中的任一种那就要立即去医院。

所以说，腹胀是不是需要治疗，如果宝宝能吃能拉，肚子摸起来软软的，活动睡眠都很好，体重增长也正常，那就不用担心；但是如果宝宝生病的同时伴有腹胀，或腹胀的同时伴有呕吐、腹泻等异常情况，那就应该去医院请医生诊治了。

如果宝宝是吸进空气而腹胀，我们就要在喂完奶之后立刻给宝宝拍嗝，排出胃里的空气；如果是奶嘴的问题，就换一个奶嘴。

4. 伪装成"奶块"的鹅口疮

孩子出生一周多了，爸爸妈妈暗暗松了口气，"手忙脚乱的时期总算过去了"！可还没等话出口，新的麻烦也许已经等着了，比如孩子嘴巴里有时会长出白色的不明物体。有的粗心父母还以为那是残留的奶汁呢，其实，孩子可能患上了鹅口疮。

鹅口疮有什么特征呢？一是颜色。鹅口疮白色，看上去好像奶块粘在口腔中，严重时会连成一片。二是分布范围。舌头、牙龈、上颚、口腔两侧都可能长。

鹅口疮和真的奶块很好区别。真的奶块很容易擦掉，而鹅口疮不易擦掉；如果强行用手抠掉，被剥离的白色黏膜下会露出红色溃疡面。

有人会问，平时很注意宝宝的清洁卫生，可为什么还会得"鹅口疮"呢？因为口腔中黏膜柔嫩，血管丰富，唾液分泌量少，非常有利微生物的繁殖，导致口腔感染。而且有的父母常误以为宝宝没有牙齿，不需要清洁口腔。有时候霉菌就在口腔中悄悄繁殖，鹅口疮就是由于白色念珠菌引起的。这是一种霉菌，广泛存在于人体各处。

至于孩子口中的白色念珠菌，来源就多了：它可能来自母体，比如母亲有霉菌性阴道炎，就可通过产道带给宝宝。也可能来自其他的日用品，比如没有洗净

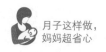
消毒的奶瓶、奶嘴、尿布……有的孩子身体弱抵抗力也弱，口腔中稍有损伤就容易继发感染。还有一类孩子，长期使用抗生素、类固醇药物，也非常容易得。

病情比较轻的，宝宝不会感觉疼痛，甚至他都没有什么感觉，也不影响吃奶；但如果病情较重，那就会影响孩子的吞咽，甚至导致呕吐，孩子会因此拒绝吃奶并且哭闹。"鹅口疮"严重时会蔓延到喉咙，那时候孩子的声音都会变得沙哑起来。

如果宝宝得了鹅口疮，应尽快带去医院；特别是当宝宝有哭闹、不吃奶、腹泻或呕吐的症状时，说明病情已经比较严重，不及时治疗的话，有从口腔蔓延到喉咙、气管，甚至是肺部，引发感染的风险。

如何预防鹅口疮？这不难。一是妈妈的清洁工作要做好。喂奶之前一定要洗手；准备一条擦乳房的专用毛巾；每次喂奶前先将奶头擦干净；勤换内衣，内衣被奶水沾湿后需更换；勤换溢乳垫。第二，妈妈要注意照顾好宝宝。喂奶后给宝宝喝一点温水，冲去口腔内的奶汁；给宝宝准备一条擦嘴巴的专用毛巾；用干净消毒纱布，蘸上清水，每天给宝宝清洁口腔。此外还要注意宝宝用具的保洁，宝宝的奶瓶、奶嘴每天都要用开水煮沸消毒；消毒后的用具要放在专用的地方自然晾干。

有时"鹅口疮"也会复发，什么呢？从下面的5个原因你能找到答案：

1. 宝宝是否正在使用类固醇药物或抗生素：

回答"是"——先停用药物，再常规治疗。

回答"否"——请看下题。

2. 宝宝是否体弱多病：

回答"是"——先天不足的宝宝抵抗力弱，不容易治愈，要带宝宝多晒太阳，多活动，多喝水。

回答"否"——请看下题。

3. 妈妈是否患有白色念珠菌感染类疾病，如"霉菌性阴道炎"：

回答"是"——妈妈需先治好自身疾病，注意接触宝宝时先洗手。

回答"否"——请看下题。

4. 宝宝的衣物、被褥及枕头等是否未定期消毒：

回答"是"——所有宝宝的物品都应该定期杀菌。

回答"否"——请看下题。

5. 上次患"鹅口疮"是否未完全治愈：

回答"是"——"鹅口疮"是白色念珠菌感染所致，当宝宝体弱时易复发，所以第一次一定要按照医嘱治疗，当病好后需再继续用药一周巩固治疗结果。

回答"否"——如果你按照上面介绍的措施做，"鹅口疮"应该就从宝宝的身上消失了；如果还没有，就需要立即去医院，请医生诊断。

育儿小贴士

如果宝宝得了鹅口疮，应尽快带宝宝去医院；特别是当宝宝有哭闹、不吃奶、腹泻或呕吐的症状时，说明病情已经比较严重。

5. 谨防呛奶引发新生儿窒息

有一次，一户人家的产妇得了乳腺炎请我过去看看。到他家后，我发现他

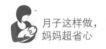
的孩子吐奶，奶从鼻腔溢出来，我正想抱起来给孩子拍，但他们家请的月嫂抢
先一步托着孩子的头给他擦起来了。我立刻说："快把孩子给我。"顺手接过孩
子，并立刻让孩子趴在我的膝盖上给孩子拍背，等液体从孩子口鼻处出来后，
我再顺手拿起旁边的小毛巾给他擦干净。

碰到这种情况，我们一定要让孩子头处在低位，然后给他拍背，让液体都
流出来后，再顺手抓起旁边的帽子或者毛巾，快速清理干净他鼻子口腔里的东
西，避免他一吸气再把东西吸到气管里去，那可能会造成新生儿窒息或者吸入
性肺炎。所以，月嫂当时捧着孩子的头给他擦是一个非常错误的做法，是绝对
不可以的。

新生儿在家里发生窒息也往往是这种情况。如果孩子吐了你没有及时发现，
孩子就有可能被憋着。所以我特别强调孩子的睡姿，尤其是孩子吃奶以后，一
定要让他的头侧向一边，防止孩子呛奶，造成窒息。第二点，万一孩子溢奶了，
我们也要有一个正确的方法帮助孩子排出来，不能让他吸进去，这是关键，也
是比较有效的预防新生儿窒息的方法。什么叫新生儿窒息？就是任何原因造成
胎儿出生时无呼吸的，或出生数分钟后发生呼吸抑制的，就是新生儿窒息。新
生儿窒息在产前、产程中及产后都有可能发生。

产前，孕妇的围产保健做得不好，比如家里卫生条件差、不重视定期产检、
孕妇缺乏锻炼使胎儿过大而难产等都有可能导致新生儿窒息的发生。还有孕妇
因患有妊娠高血压综合征、严重贫血、心脏病、急性传染病、妊娠中毒症、糖
尿病等疾病，血液中含氧量过低，胎儿便容易发生窒息。另外，多胎、羊水过
多以及胎盘功能异常等也会使子宫内环境不良而导致胎儿缺氧。预防这样的新

生儿窒息，孕妇要重视围产期保健。

在生产过程中，脐带绕颈、脐带脱垂或打结以及胎盘的病理变化，常常是导致新生儿窒息的主要原因。只有通过脐带和胎盘，妈妈的血液才能传输给胎儿。一旦传输受阻或中断，供血供氧不足则立刻危及胎儿的生命。还有一种情况是产妇因为难产而产程时间过长，供血供氧有问题导致的新生儿窒息。

新生儿出生后，我们会有一个阿氏评分，它有五项内容，肤色、心率、对刺激的反应、肌张力和呼吸。这个评分对新生儿从母体内生活到外环境中生活的生存能力和适应程度进行判断，也为宝宝今后神经系统的发育提供一定的预测性。一般会对宝宝进行两次测评，分别在出生后1分钟内以及5分钟进行。这两次测评可以了解宝宝有无窒息以及窒息的程度。如果有必要，还会对宝宝进行10分钟、1小时的重复评估。

我们的打分标准分别用0、1、2分来表示，五项总分最高为10分。宝宝全身皮肤粉红为2分；躯干粉红，四肢青紫为1分；全身青紫或苍白为0分。宝宝心跳频率大于每分钟100次为2分；小于每分钟100次为1分；没有心率为0分。用手指弹婴儿足底或插鼻管后，宝宝出现啼哭、打喷嚏或咳嗽为2分；只有皱眉等轻微反应为1分；无任何反应为0分。宝宝四肢动作活跃为2分；四肢略屈曲为1分；四肢松弛为0分。宝宝呼吸均匀、哭声响亮为2分；呼吸缓慢而不规则或者哭声微弱为1分；无呼吸为0分。评完分，针对表现不好的孩子1分钟之内我们就要抢救了，如果5分钟以后还达不到7分，那就很差了，即使抢救回来基本上都会合并新生儿肺炎什么的。

其实，新生儿出院回到家里发生窒息的比较少见，一般可能是呛奶了。我建议大人和孩子可以同室但不要同床，以防大人压到孩子或者厚被子造成孩子

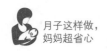
窒息，孩子的被子也不宜过大。万一孩子在家发生窒息了，怎么办？立刻打电话叫救护车，同时采取紧急人工呼吸措施：我们要让让宝宝平躺，仰面朝上，并使他的下巴微微抬起；用手捏住宝宝的鼻孔，吸一口气对准他的嘴巴，向嘴巴里吹气，要看到宝宝的胸部或腹部稍稍升起；然后放开鼻孔，让宝宝口腔中的气体呼出来；每3、4秒吹一次，坚持到救护车到达为止。

对新生儿窒息的抢救应该分秒必争，长时间窒息可引起脑缺氧，得不到及时抢救时会引起死亡的。如果处理不妥，即使宝宝存活下来，智力发育也极有可能受到影响。

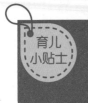

孩子呛奶时，一定要让孩子头处在低位，然后给他拍背，让液体都流出来后，再用毛巾快速清理干净他鼻子和口腔里的东西，避免他把呕吐物吸到气管里去。

6.新生儿呼吸窘迫综合征，应提早预防

呼吸窘迫，这个词对很多人来说都非常陌生，但它却与一种新生儿疾病有关，这种疾病叫作"新生儿呼吸窘迫综合征"。

新生儿呼吸窘迫综合征又称肺透明膜病。由于缺乏肺表面活性物质，肺泡萎陷，致使孩子生后不久出现进行性加重的呼吸窘迫和呼吸衰竭。临床上早产儿比较多见，胎龄越小，发病率越高。此外，像糖尿病母亲生产的婴儿、剖腹产的婴儿、双胞胎中的第二个婴儿、宫内窘迫或窒息的婴儿等等，发病率也比较高。

发病的孩子刚出生时可能哭声还正常，出生后的 6～12 小时内却会出现呼吸困难、呻吟、烦躁的症状，而且逐渐加重，严重时甚至呼吸暂停，皮肤因为缺氧而发青发灰，缺氧严重的甚至威胁生命。病情较轻的孩子起病会比较晚，出生后的 24～48 小时发病，呼吸困难不明显，皮肤青紫程度较轻，采取治疗措施后三四天就能好转。

哪些原因能引起新生儿呼吸窘迫综合征？从医学的角度来看，患新生儿呼吸窘迫综合征的情况分为 3 种：早产儿、糖尿病孕妇生产的婴儿及宫内窘迫和出生时窒息的婴儿。

新生儿呼吸窘迫综合征由缺乏肺表面活性物质引起。早产儿的肺发育较足月儿更不成熟，所以容易发生呼吸窘迫。出生后早产儿的肺仍会继续发育，只要能度过易发呼吸窘迫的高危时段，存活率就会大大提高。而患有妊娠糖尿病的孕妇血糖高，胎儿的血糖也随之升高，胰岛素分泌增加影响了肺的发育，从而导致孩子出生后患病。还有一种是宫内窘迫和出生时窒息的婴儿。新生儿窒息是指胎儿因缺氧发生宫内窘迫，或娩出过程中引起呼吸循环障碍。简单来说任何原因造成胎儿出生时无呼吸的，或出生数分钟后发生呼吸抑制的，都是新生儿窒息。

新生儿呼吸窘迫综合征治疗难度大，费用高。我们最好能提早预防，尽量不要得。怎么预防？一是产前预防。经过产前检查诊断为高危妊娠的准妈妈，要积极配合治疗，通过有针对性的治疗，能有效预防早产、难产等情况的发生。不是高危妊娠的准妈妈也应当做好产前保健，按时定期进行产检，并监测好胎动，因为胎儿在宫内的活动能通过胎动显示出来。

二是产后预防。对诊断为高危妊娠的产妇，产科医生将采取各种措施以防止分娩时出现险情，并对分娩出的早产儿、低体重儿等高危儿进行提前干预。

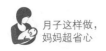
临床证明，预防越早则效果越好。患有新生儿呼吸窘迫综合征的宝宝，一出生就被送入新生儿监护病房，治疗和护理都在医院内进行。

但是，新生儿呼吸窘迫综合征属于自限性疾病。所谓自限性疾病就是指自己就能恢复的疾病，比如感冒。新生儿呼吸窘迫综合征与肺的发育程度相关，如果生病的孩子能撑过三天，在这三天内肺将持续发育，随着成熟度的增加，恢复的希望也会增大。

育儿小贴士　新生儿呼吸窘迫综合征治疗难度大，费用高。我们最好能提早预防，尽量不要得。

7. 预防新生儿肺炎有办法

肺炎是新生儿期常见病之一，在整个生产过程中都存在导致新生儿肺炎的潜在危险因素。但是相对健康新生儿来说，早产儿更容易得肺炎。当然，健康新生儿也可能因疾病或护理不当而感染肺炎，比如呛奶就容易让新生儿患上吸入性肺炎。

如何预防新生儿吸入性肺炎？首先要科学护理。健康新生儿吞咽反射比较好，一般不会因为呛奶而引发肺部感染，但也要注意护理。人工喂养的孩子，我们要注意奶嘴上面的孔是不是过大，可以将奶瓶倒过来检查奶水的流速是否合适，不要让宝宝因吞咽不及而呛奶。喂完奶后要轻拍宝宝背部让他打嗝，排出气体减少吐奶的次数。喂完奶睡觉时让宝宝的头侧向一边，防止溢奶时无法吐出而反吸入气管。早产儿和低体重儿更容易患上吸入性肺炎，所以需要更加细心的照顾。喂奶时妈妈的姿势要正确，帮助宝宝克服吞咽困难；如果用奶瓶喂奶，可以多试验不同的奶嘴，找到最合适孩子的那只。

我们要为孩子营造一个健康的环境。尽量少地让亲戚朋友探望新生儿，尤其是患有呼吸道疾病的人，更要婉拒；保持新生儿房间的空气流通，每天开窗通风换气；房间内需保持适宜的温度和湿度，如果空气太干燥，可以准备一个加湿器。干燥的空气对新生儿的呼吸道没有好处。

育儿
小贴士

　　人工喂养的孩子，我们要注意奶嘴上面的孔是不是过大，可以将奶瓶倒过来检查奶水的流速是否合适，不要让宝宝因吞咽不及而呛奶。

家有特殊天使

1. 早产儿

胎龄越短，宝宝体重越小，身长越短。胎龄在足周（37 周）以前出生的活产婴儿称为早产儿或未成熟儿。早产儿出生时体重大多不足 2500 克，头围不足 33cm。早产儿吮吸及吞咽能力都比较弱，贲门括约肌松弛，容易导致呛咳、吐、泻及腹胀。随着新生儿医学的迅速发展，早产儿及低出生体重儿的成活率不断提高，其中营养条件的改善起了重要作用。

早产儿喂养母乳最适宜

同足月儿一样，我们鼓励妈妈给早产儿喂母乳。有的孕周特别小或者体重特别低的早产儿，如果体重 ≤ 1500 克和或 ≤ 32 周的话，医院会使用母乳 + 母乳补充剂的喂养办法。当然，这需要在医院里，由专业的护理人员来进行。母乳营养很好，但是不能单独喂给孩子，所以需要妈妈定时把母乳用吸奶器吸出来送到医院。妈妈吸出来的奶可以用专门的储奶袋装好冷藏（> 24 小时）或冷冻（3～6个月）保存，等需要的时候拿出来用温水温热就可以与母乳营养补充剂混合喂给孩子了。

如果妈妈没有奶，市场上有专门为早产儿设计的配方奶。跟普通的配奶相比，这种配方奶含的热量更高，达到80kcal/100ml（普通配方为67kcal/100ml）；蛋白质含量也更高而且更容易被利用；所含的其他营养素也符合早产儿快速生长的需求。在早产儿体重达到4～5千克之前，都可以喝这种专门的配方奶。

早产儿出生后都有一个追赶式生长期，尤其是头几个月，生长发育会比足月儿快很多，所以相对于足月儿，正确的喂养对早产儿也更重要。一般早产儿的喂奶时间可根据他的体重来具体安排。体重1000克以下的宝宝每小时喂1次，1001～1500克的宝宝1.5小时喂1次，1501～2000克的宝宝2小时喂1次，2001～2500克的宝宝3小时喂1次。夜间喂奶的话，可以适当延长间隔时间。当然，有些情况我们也可以灵活一些处理。比如遇到摄入量不足、体质较弱、吮吸力差、胃纳欠佳喜欢吐奶的早产宝宝，那么白天夜晚都要以少量多次为宜。

至于具体的喂奶方法，我们需要根据不同孩子的具体情况来处理。

如果孩子出生的时候比较大，而且已经有了吮吸能力，这样的孩子直接喂母乳就可以了。如果妈妈没有开奶或者母乳不足，可以用奶瓶喂专门针对早产儿的配方奶。我建议用小号奶瓶来喂，这样有利于配方奶保温。橡皮奶头要软，开孔2～3个，大小以倒置时奶液能适量滴出为宜。流奶过快，宝宝来不及吞咽，容易呛到；流奶过慢，吮吸费力，孩子可能因为疲倦而拒绝吃。

对于体重较低、吮吸吞咽能力不全的早产儿，可能就需要用胃管来喂养了。当然，这需要在医生护士等专业人员的指导下进行，我们家长可不能盲目乱插管，因为容易伤到孩子的咽喉和食管。

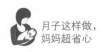
只要喂养得法，大多数早产儿的身高和体重都能在1周岁内赶上正常水平。事实上，很多早产宝宝出生后几个月内就能跳跃到较高的成长曲线上了。

当然，也有极少数的早产儿一辈子都没能赶上足月出生应该达到的水平，他们的体征值一直都略低于平均值。有时这是因为有明确的病因，有时却是因为没有得到足够的营养。

但我们也不能矫枉过正。早产宝宝需要足够的营养，但也不能因此而让宝宝暴饮暴食，应该找专业医生咨询宝宝的喂养问题（早产宝宝通常都会有这方面的问题）。强迫宝宝多吃，只能让他养成不健康的饮食习惯，甚至可能导致他长大后出现健康问题，比如肥胖、糖尿病和心脏病等。

早产儿护理要点在保暖

早产儿一般情况下体重都轻，我们护理的要点是保暖，因为早产儿的体温调节中枢没有完全发育成熟。我们成人穿上衣服，脚也暖了，手也暖了；脱掉衣服身上的温度就会降下来，自己能调节体温。早产儿就不会调节，你给他穿多少衣服，他都是冷的，他发不出热来。他身上的能量还不够，需要外界给他一个温度，这就是为什么很多早产儿低体重儿出生头几天会在暖箱里度过。

早产儿出院了，抱回家了，护理的首要注意事项依然是保温。

我们平常做新生儿护理，最好每天早晚各量一次体温。对早产儿来说这个就更重要了，一天要量3～4次体温。不光是量体温，我们还得经常摸摸他的小脚小手。体温高的能量出来，低的怎么量得出来呢？我们得经常摸摸他，如果他的小手是凉的，小鼻头是凉的，那就说明他有些冷了。

我曾经去过一户人家，孩子妈妈的乳腺不好，我带学生给她通乳。那是夏天，他们家开着空调，本来我一身的汗但一进门汗就收了，我觉得温度有点低；一进产妇的房间，孩子光着小腿躺在小床上，就盖了一个小单子。我顺手摸了一下那孩子，脚是凉的，我说："这孩子有点冷。"他家请了一个月嫂，听到我的话就有些不高兴了，大概担心主人嫌她照顾不好，立刻说："您管大人就行了，这孩子您不用管。"为了孩子，我还是坚持说："给他穿上小袜子吧，再多给盖上点。"没过几天，这个月嫂被辞退了，因为那个孩子住院了。她并没有照我说的做。

孩子跟大人是不一样的。第一，他没有我们大人这种调节体温的能力，第二，他是躺在那里不动的。想想我们自己，活动起来就会热，如果躺着不动就会觉得凉，所以我们不能以自己的冷热来判断新生儿的冷热。你觉得稍凉的时候，孩子其实就感觉冷了。我们一定要知道孩子跟我们的差别在哪儿，我们要观察孩子，经常用手一摸他的小鼻子和小手小脚，如果是凉的，他肯定冷。我们在给他换尿布或喂奶的时候，是跟他有密切接触的，我们在给他做护理的过程也是观察他的过程。早产儿就更得注意这个了，因为他更弱。

如果发现给早产儿穿上袜子盖上被子，还是凉的话，我们就应该用热水袋给他提高温度了。把热水袋包好放在孩子脚边，热水袋的温度一定不要太高，然后再给孩子盖上毯子。

热水袋的使用要注意避免低温烫伤。什么是低温烫伤？有些取暖的设备，基础温度不高，但皮肤长时间接触，也会被烫伤。我们裸露的皮肤，如果接触70℃的温度持续一分钟，皮肤可能就会被烫伤；即使只有60℃的温度，如果让皮肤裸露着持续接触5分钟以上时，也有可能造成烫伤，这些都是低温烫伤。因为这个温度一开始你觉得能承受，只是稍微有点烫，过一会儿皮肤不敏感了

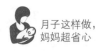
你就觉不出来烫了，但这个地方却已经被烫伤了，孩子更要小心，因为他不会说。我就见过有小婴儿因为低温烫伤，脚后跟的皮肤都坏死了。

比较烫的热水袋不一定你给他放上去他就嗷嗷哭，但是这些温度稍微高的热水袋长时间接触孩子，也是有可能烫伤的，所以我们一定要严格注意热水袋的温度，不能超过70℃。而且热水袋外面要包上毛巾或者毯子，让孩子跟热水袋隔开。这样被窝里是暖的，但是热水袋不会直接接触孩子。不能说孩子脚凉，就把热水袋放在脚边，这有可能伤害到孩子。

早产儿体温调节系统不完善，胃肠功能发育得也不好，另外他的皮肤也更加娇嫩。对于他这些特点，我们要更细心、更耐心。

早产儿因为在妈妈的子宫待的时间要少一些，各方面还没有发育成熟就出来了，所以在情感上也需要特别照顾，需要更多的爱。可很多妈妈都有点担心，不知道怎么爱这个小家伙。他们也不大会吃，要么不停地哭，你怎么安抚都不行；要么就是一直睡，不愿意吃。这样的孩子，有时候真会让妈妈心力交瘁。也正是这样，早产儿喂养起来更辛苦，不过，绝大多数通过悉心照料都可以和其他孩子一样健康的。

"袋鼠育儿法"让早产儿感受妈妈的爱

怎样让早产儿更顺利地度过新生儿阶段，赶上正常的孩子呢？国外的很多儿科医生都建议用袋鼠育儿法来照顾早产儿。

什么是"袋鼠育儿法"呢？我们都知道，袋鼠妈妈是有育儿袋的，袋子里还有乳头，小袋鼠出生后就在袋子里生活，一直到它能离开妈妈生存。"袋鼠育儿法"跟这个有点类似，就是妈妈敞开前胸，早产儿只穿一个"尿不湿"，与妈妈皮肤贴皮肤、胸贴胸地在一起。有的时候父亲也行，还可以用特制的吊带或者旧衣服将孩子固定在爸爸妈妈身上。使用"袋鼠育儿法"的早产儿能比较快地实现体温调节，还能提高母乳喂养，降低感染概率，增强亲子关系。在国外，很多孩子都不用保温箱了，直接采用"袋鼠育儿法"。

但是，采用"袋鼠育儿法"对大人体力的消耗是很大的，我们不需要 24 小时让孩子待在你胸口，再说孩子都出院了，也不需要那样做了。比较可行的办法是多抱抱孩子，有空的时候体力又允许的话，不妨和孩子来一次肌肤贴肌肤的亲密接触。孩子在妈妈怀里完全地接触妈妈的皮肤，重新听到妈妈的心跳，这能增强孩子的安全感，也是对他最好的情感抚慰。

不管是早产儿，还是健康的新生儿，妈妈都可以这样跟孩子进行最密切的接触。

2. 唇裂儿、腭裂儿

唇腭裂是一种先天性生理缺陷，是胚胎有关部位的组织和骨骼没有正常长合而导致的。唇腭裂可以简单地分为唇裂和腭裂两种类型。唇裂的孩子，他的上唇口轮匝肌发育畸形、不连续，喂养比较困难；但是唇裂加腭裂的孩子喂养更困难。唇裂加腭裂的孩子，整个上颚加鼻孔、鼻腔是通着的。一张嘴一条大沟，从鼻子开始，整个上颚都是断的。我们老百姓管唇裂叫兔唇，管腭裂叫狼咽，如果是兔唇外加狼咽，那这个孩子就更加难喂了，容易呛着，因为放到他嘴里的东西可能直接就到了气管。

方法总比问题多。只要我们掌握方法，唇腭裂患儿也同样可以喂得又白又胖，只有这样才能为尽早做手术做好准备。

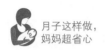
那么，针对不同程度的唇腭裂患儿，我们应该采取怎样的喂养方式呢？

唇裂儿采取"少量多次"喂养法

先说唇裂宝宝。宝宝的吸吮能力相对会差一点，吃奶时容易疲劳。但由于他们的口腔与鼻腔并不相通，这样吸吮时口腔内仍然能够保持正常的负压，不会影响吃奶。所以对于唇裂宝宝，母乳或人工喂养都没有问题。

要注意的是，由于唇裂宝宝吸吮能力差，所以每次喂奶时间不要过长，可以采取"少量多次"的方式喂养。如果宝宝吃奶时出现呼吸急促，或者面色潮红、脑门出汗的现象，那就表明宝宝已经吃累了，我们可以暂时停止喂奶，让孩子先歇一歇。

腭裂儿需要特殊喂养办法

与唇裂宝宝不同的是，腭裂的孩子口腔与鼻腔是相通的，这样吸吮时口腔内无法保持正常的负压，吃奶时就容易吸入空气，奶水可能直接从鼻孔流出。如果奶水流入呼吸道，严重时会引起肺炎。因此，这类宝宝的喂养相比唇裂宝宝来说更加困难，新手父母尤其要特别注意。

这样的孩子我们可以用奶嘴喂。我们抱起来喂他的时候，角度高一些，尽量竖起来。健康的孩子，喂奶的时候头部呈30°角，这种孩子我们就得让他的头部呈45°或者50°，基本上是快竖起来的。喂的时候，我们要尽量在靠近正常的那一侧给他吃。比如他左侧裂，头就向右偏一些，顺着右侧颊部喂进去，慢慢地他自己会找到一个比较好的方法慢慢咽进去。奶嘴的孔要小一些，不能太冲了。过去特小的孩子，我们还用吸管给他喂，就是一个胶皮头，连着一个玻璃管。

过去我们在大婴儿室，二三十个孩子，不可能每个孩子都抱起来喂，不然喂到最后一个最先喂的那个又该饿了。但是这样的孩子，我们一定会抱着喂，而且必须抱着喂。

以上介绍的是针对不太严重的唇腭裂宝宝的喂养方法。对于那些非常严重的唇腭裂宝宝，或者吃奶、进食都存在严重困难的宝宝，我们要带着孩子及时到医院就诊，通过静脉输液补充营养，来帮助宝宝渡过暂时的难关。同时，我们也要在医生护士等专业人士的指导下用奶嘴对宝宝进行吸吮训练。所幸这种情况比较少见。

唇腭裂宝宝的喂养，最重要的是耐心＋方法。只要新手父母们对宝宝有足够的耐心，并掌握了一定的知识和技巧，在喂奶的过程中，不断地总结经验、调整喂养方法，宝宝就能够健康成长。

当唇裂宝宝体重达到 10 斤左右，就可以做唇裂修复手术了；而腭裂宝宝在 6 个月大以后，也可以手术了。这时就可以放心了，我们都知道那只是一个小小的整形手术而已！